Manual zur orthopädischen Rückenschule

Springer
Berlin
Heidelberg
New York
Barcelona
Budapest
Hong Kong
London
Mailand
Paris
Tokyo

Peter J. Kaisser · Siegfried Höfling
Eckart Böhle · Thomas Laser

MÜNCHNER

Manual zur orthopädischen Rückenschule

2., überarbeitete und erweiterte Auflage

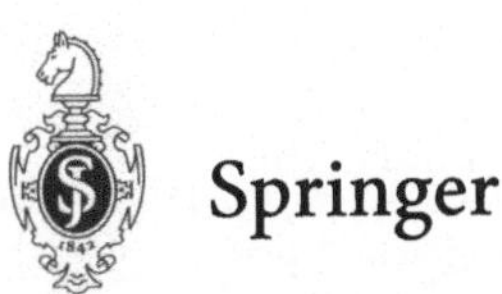

Springer

Dr. med. Peter J. Kaisser
Orthopädische Praxisgemeinschaft und ambulante Tagesklinik
Prinzregentenstraße 54, D-80538 München
und
SANA-Klinik München-Sendling
Plinganserstraße 54, D-81369 München

Prof. Dr. Dr. habil. Siegfried Höfling
Münchner Institut für Angewandte Gesundheitsforschung MAG
Rablstraße 45, D-81669 München

Eckart Böhle
Deutscher Verband für Physiotherapie
– Zentralverband der Krankengymnasten/Physiotherapeuten (ZVK) e.V.
Postfach 21 02 80, D-50528 Köln

Dr. Thomas Laser
Klinik Rosendorf
Brunnader 24, D-84364 Bad Birnbach

Die Deutsche Bibliothek – CIP-Einheitsaufnahme
Kaisser, Peter J.:
Münchner Manual zur orthopädischen Rückenschule/P. J. Kaisser;
S. Höfling; E. Böhle; T. Laser. – 2., überarb. und erw. Aufl. –
Berlin; Heidelberg; NewYork; Barcelona; Budapest; HongKong; London;
Mailand; Paris; Tokyo: Springer, 1995

ISBN-13: 978-3-540-58720-0 e-ISBN-13: 978-3-642-79413-1
DOI: 10.1007/978-3-642-79413-1

NE: Höfling, Siegfried:; Böhle, Eckart:; Laser, Thomas:

Verlagsherstellung: B. Stoll, Heidelberg
Umschlaggestaltung: Atelier Struve & Partner, Heidelberg
Satz: Mitterweger Werksatz GmbH, Plankstadt; Druck: Mercedes-Druck, Berlin;
Weiterverarbeitung: Lüderitz + Bauer, Berlin
SPIN: 10471910 26/3134-5 4 3 2 1 0 – Gedruckt auf säurefreiem Papier

Vorwort zur 2. Auflage

Seit Erscheinen der ersten Auflage hat sich die Rückenschulbewegung in kurzer Zeit in vielen europäischen Ländern ausgebreitet. Und auch in der Bundesrepublik Deutschland konnte erfreulicherweise eine nahezu flächendeckende Verteilung erreicht werden (in dem von Prof. Krause herausgegebenen Rückenschulalmanach sind über 800 Rückenschulen aufgeführt). Es gibt in den alten wie in den neuen Bundesländern gleichermaßen keine Großstadt mehr, in der nicht bereits mehrere Rückenschulen ihre Tätigkeit aufgenommen haben.

26 000 Exemplare der Erstauflage unseres „Münchner Manuals" wurden seit 1990 verkauft; unsere Intention, das „Lehren und Lernen" zu erleichtern, ist von vielen Rückenschullehrern und Kursteilnehmern dankbar aufgegriffen und angenommen worden.

Rückenschule ist für die meisten Therapeuten – und glücklicherweise auch für viele Patienten – bereits zur Selbstverständlichkeit geworden. Eine krankengymnastische, physiotherapeutische oder orthopädische Berufsausbildung ohne Konfrontation mit der Rückenschule ist heute fast nicht mehr denkbar.

Zunächst stand die flächendeckende Ausbreitung der Rückenschulen im Vordergrund. Hauptanliegen in der zweiten Auflage des „Münchner Manuals" sind:

- eine weitere Verbesserung des Qualitätsstandards der Rückenschulen,
- die Intensivierung der psychodidaktischen Vorgehensweise,
- eine noch konsequentere Umsetzung der verhaltensmodifizierenden Spielregeln in der täglichen Rückenschularbeit,
- eine weitere Verbesserung der Ausbildung und Arbeitsgrundlagen für die Rückenschullehrer,

- die Einführung standardisierter Rückenschulauffrischkurse zur Wiederholung und Festigung des Erlernten,
- die unverzichtbare Übernahme von Rückenschullehrinhalten in die Ausbildungspläne von Krankengymnasten, Physiotherapeuten und Assistenzärzten in der orthopädischen Facharztausbildung
- und nicht zuletzt: die Anregung der Rückenschullehrer zur Teilnahme an Kursen, die didaktische und rhetorische Fähigkeiten vermitteln sollen.

In der zweiten Auflage des MÜNCHNER MANUALS bleiben die Lehrinhalte sowie die verhaltenspsychologischen Grundlagen unverändert bestehen. Die Rückenschulbewegung ist in nur vier Jahren ihren Kinderschuhen entwachsen; die Grundlagen sind weit verbreitet und vielen bekannt.

In der zweiten Auflage wollen wir deshalb die Anleitung zum „Wie" optimieren und intensivieren.

Wir wollen unsere Erfahrungen aus den letzten Jahren einfließen lassen und die Rückenschulkurse auf den neuesten Stand bringen.

Darüber hinaus soll das MÜNCHNER MANUAL um Hinweise zu Wiederholungs- bzw. Auffrischkursen erweitert werden.

Wir danken allen Lesern der Erstauflage für ihre rege positive Rückmeldung, die uns bestärkt hat, mit neuem (und gleichem) Elan auch an die zweite Auflage heranzugehen. Insbesondere gilt aber unser Dank all den kritischen Stimmen, die uns geholfen haben, Fehler auszumerzen, Unstimmigkeiten zu beseitigen und neues konzeptionell in die Rückenschulunterrichtseinheiten mit aufzunehmen.

München, im Frühjahr 1995 — Die Autoren

Inhaltsverzeichnis

Allgemeines: Einleitung

Das Programm der „Orthopädischen Rückenschule" wurde im „Arbeitskreis für degenerative Wirbelsäulenerkrankungen" der Deutschen Gesellschaft für Orthopädie und Traumatologie (DGOT) in Zusammenarbeit mit dem Zentralverband der Krankengymnasten (ZVK) erarbeitet. Es dient der Prävention und Rehabilitation von Wirbelsäulenschäden. Durch verhaltensändernde Maßnahmen soll *wirbelsäulenfeindliches* in *wirbelsäulenfreundliches* Verhalten umgeschult werden.

In der Rückenschule müssen alte, lebenslange Gewohnheiten umkonditioniert werden. Bei diesem „Umlernprozeß" werden tiefreichende psychische und emotionale Bereiche tangiert. Subtiles lernpsychologisches Vorgehen ist hierzu erforderlich; die alleinige Wissensvermittlung und die Empfehlung oder „Verordnung" einer neuen Lebensweise sind mit Sicherheit für so tiefgreifende Prozesse zur Verhaltens- und Bewußtseinsänderung nicht ausreichend. Insofern unterscheidet sich die Rückenschule in ihrem „therapeutischen Ansatz" sehr wesentlich vom herkömmlichen medizinischen Alltag. Und folgerichtig müssen Arzt und Krankengymnast in ihrer Funktion als Rückenschullehrer überfordert sein, wenn ihnen nicht das notwendige psychologische Wissen – z.B. in Form eines Handlungsmanuals, wie es in diesem Buch vorliegt – vermittelt wird.

In der Vergangenheit war die Medizin immer auf das Heilen und auf das Somatische hin ausgerichtet. Im Bereich der Prävention und der Verhaltensmodifikation – und dies ist das zentrale Anliegen der Rückenschule – kann sie sich aber auf keine eigenen und fundierten Erfahrungen berufen.

Überall dort, wo es um die optimale und erfolgreiche Vermittlung diffiziler Inhalte geht, bedienen wir uns heute der Psychologie. Sie verfügt über empirisch abgesicherte Erkenntnisse und erprobte Strategien – insbesondere dort, wo *dauerhafte* Verhaltensänderungen herbeigeführt werden sollen.

Dieses Fachwissen benötigen wir für die sensiblen zwischenmenschlichen Interaktionen, die Wissensvermittlung und die Verhaltensmodifikation innerhalb der Rückenschule. Es reicht sicherlich nicht aus, sich auf das in dieser Hinsicht völlig „ungeschulte Naturtalent" des Rückenschullehrers zu verlassen.

Bei zahlreichen Fortbildungsveranstaltungen wurde immer wieder die Frage an uns herangetragen: Rückenschule? – Ja! Aber wie? Dabei wurden im wesentlichen folgende Probleme geäußert:

- Mangel an Zeit und Erfahrung zur Erarbeitung eines eigenen Manuskripts
- Mangel an psychologischem Wissen für verhaltensändernde Maßnahmen
- Mangel an rhetorischem Selbstvertrauen
- Mangel an didaktisch sinnvollen Lehrmaterialien.

Das Münchner Manual möchte diesen Problemen und Bedenken Rechnung tragen. Es soll Leitfaden und Hilfestellung zur Durchführung der Rückenschule sein. Es soll dem Rückenschullehrer ermöglichen, psychologisches Wissen in jeder einzelnen Unterrichtsstunde praktisch umzusetzen, entsprechend der Maxime: Psychologie wird in der Rückenschule nicht gelehrt – Psychologie findet ganz einfach statt!

Das Münchner Manual gibt Anregungen zur Kommunikation und Interaktion. Es bietet Hilfe an bei der Zusammenstellung von Lehrmaterialien, da deren didaktischer Wert wesentlichen Einfluß auf den gesamten Umlernprozeß hat.

Das Münchner Manual zielt nicht nur auf eine bessere Führung und „Compliance" (Bereitschaft zur Mitarbeit) des Rückenschulteilnehmers ab. Es möchte auch den Rückenschullehrer motivieren und ihm einen möglichst leichten Einstieg in dieses neue und für ihn sicherlich aufwendige Präventions- und Rehabilitationsprogramm ermöglichen. Nur ein wirklich engagierter Rückenschullehrer wird seine Überzeugung erfolgreich auf seine „Patienten" übertragen können. Dabei soll auch zum Ausdruck gebracht werden, daß Rückenschule eine persönlich zu erbringende Leistung ist; sie kann nicht delegiert werden, und sie kann nicht passiv und ohne Dialog (z.B. im Wartezimmer in Form einer Video- oder Diaschau!) ablaufen.

Das Münchner Manual soll aber auch der Qualitätssicherung dienen; es ist ein Arbeitskonzept, das möglichst wenig unberücksichtigt oder gar dem Zufall überläßt. Durch die Manualisierung soll der Verwässerung der Lehrprogramme vorgebeugt werden.

Nicht zuletzt soll mit dem vorliegendem Manual ein Vorstoß zur Standardisierung des Rückenschulprogramms versucht werden; Standardisierung ist die Voraussetzung für jede wissenschaftliche Evaluation – und damit für einen Effektivitätsnachweis der Rükkenschule. Diesen Wirksamkeitsnachweis sind wir unseren Patienten, den Versicherungsträgern und unserem eigenen Berufsstand gegenüber schuldig. Eine Standardisierung ist aber auch für die Lehrinhalte der Ausbildungsseminare zum Rückenschullehrer notwendig – auch dies ist letztlich eine Voraussetzung für den Erfolg der gesamten Rückenschulbewegung.

Das Münchner Manual stellt einen Vorschlag dar, wie Rückenschule auf interdisziplinärer Basis realisiert werden kann. Es erhebt weder den Anspruch auf Einzigartigkeit noch auf Vollständigkeit. Es möchte sich aber verstanden wissen als Rahmen, welcher der Vereinheitlichung und der Gemeinsamkeit sowie dem Schutz vor Wildwuchs innerhalb der Rückenschulbewegung dient.

Das Münchner Manual fügt sich voll und ganz in die von dem eingangs erwähnten Arbeitskreis der DGOT festgelegten Richtlinien ein. Es ist kein neues Rückenschulprogramm, sondern die konsequente Fortführung und detaillierte Ausarbeitung eines interdisziplinären Konzeptes, wie es von Nentwig et al. (1993) im Rahmen der Bochumer und Mettmanner Rückenschulen erarbeitet und seit Jahren erprobt wurde. Auch die Erfahrungen aus den Rückenschulen in Schaufling (Laser 1989) und in Bad Aibling (B. Reinhardt 1988) haben für dieses Manual „Pate gestanden".

Die Autoren des Münchner Manuals hoffen, Ihnen, dem Leser und Benutzer dieses Büchleins, eine echte Arbeitshilfe an die Hand geben zu können, mit der die Durchführung Ihrer Rückenschule spürbar erleichtert wird und eventuell vorhandene „Einstiegsängste" endgültig beseitigt werden.
Wir wünschen Ihnen viel Erfolg und reichhaltig positive Rückmeldung von seiten Ihrer Rückenschulteilnehmer!

Hinweise zur Rückenschule (Rückenschulregeln)

Ziel der Rückenschule ist das *Ver*lernen wirbelsäulenfeindlichen und das *Er*lernen wirbelsäulenfreundlichen Verhaltens. Das wirbelsäulenfreundliche Verhalten, das vermittelt werden soll, ist in dreizehn Regeln zusammengefaßt.

Diese Rückenschulregeln sind Lehrinhalte, an die Sie ihre Rükkenschulteilnehmer immer wieder „schlagwortartig" erinnern sollen. Verwenden Sie also diese Merksätze immer wieder während des Kurses zur besseren Erinnerung und Wiederholung. Fertigen Sie Merkzettel mit diesen Regeln an, die ihre Teilnehmer zu Hause, im Büro etc. anbringen können, um auch im täglichen Leben an die Rückenschule erinnert zu werden. (Ähnlich ist mit farbigen „Stickern" zu verfahren, die zu Hause am Spiegel, am Waschbekken, am Kühlschrank, am Telefon, im Büro, an irgendwelchen Sportgeräten etc. angebracht werden sollen, um immer während des Alltags an die Rückenschulübungen zu erinnern).

1. Bewege Dich und Deine Wirbelsäule.
2. Achte auf Deine Haltung – Bewegung und Aufrechthaltung sollen sich abwechseln.
3. Gehe beim Bücken in die Hocke.
4. Hebe keine schweren Gegenstände.
5. Wenn Du Lasten tragen mußt:
   a) verteile sie auf beide Seiten,
   b) halte sie dicht am Körper,
   c) „sichere" Becken und Wirbelsäule, indem Du weder einen Rundrücken noch ein Hohlkreuz machst.
6. Halte beim Sitzen Deinen Rücken gerade; kontrolliere die Stellung

Deines Beckens; halte die Beine etwas gespreizt und die Hüfte etwas höher als die Kniegelenke.
Stütze beim Sitzen den Oberkörper durch Deine Hände oder durch eine geeignete Stuhllehne ab.

7. Stehe nicht mit durchgedrückten Knien; wechsle die Seite Deines „Spielbeines".
8. Liege weder mit Hohlkreuz noch mit Katzenbuckel; verwende beim Liegen zeitlich begrenzt eine Knie- bzw. Nackenrolle.
9. Treibe Sport, am besten Rückenschwimmen, Laufen und Radfahren.
10. Dehne und kräftige täglich Deine Rücken- und Bauchmuskulatur.
11. Kontrolliere Dein Körpergewicht.
12. Überprüfe Deine Umwelt (Arbeitsplatz, Küche, Sitzmöbel, Sportgeräte, Bett ...) auf ihre Wirbelsäulenfreundlichkeit.
13. Entlaste Deinen Rükken durch Bewegungspausen und Entspannungsübungen.

Allgemeine Regeln des Lernens

Der Erfolg der Rückenschule ist davon abhängig, inwieweit es Ihnen gelingt, ideale Lernbedingungen herzustellen und konsequent einzuhalten. Sie als Rückenschullehrer gestalten im wesentlichen diese Lernbedingungen und den gesamten Lernprozeß durch:

1 Vermittlung von Wissen und Verständnis für Anatomie und Funktion der Wirbelsäule

Dies erreichen Sie am besten, wenn Sie kurz und prägnant Physiologie und Pathophysiologie den Teilnehmern alltagsorientiert darlegen. Sie lernen daraus, wann, wo und wodurch ihre Wirbelsäulen überlastet werden. Beschränken Sie die Information auf das Wesentliche. Verwenden Sie kurze, einfach strukturierte Sätze (siehe auch Punkt 4, S. 8: „Förderung des Merkens"). Geben Sie mit Hilfe von Fragen oder einem Quiz den Teilnehmern Gelegenheit, ihr Wissen zu überprüfen und gegebenenfalls zu korrigieren. *Theoretische* Wissensvermittlung sollte immer mit *praktischen* Demonstrationen verbunden sein. Beachten Sie dabei:

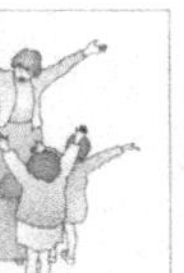

> ! **Bringen Sie sich selbst als Modell ein!**

(Dies baut Ängste und Distanz in der Rückenschule am schnellsten ab.)

2 Förderung des Körperbewußtseins

Die Teilnehmer müssen ihren Körper kennen und spüren, um zwischen wirbelsäulenfreundlicher und wirbelsäulenfeindlicher Haltung differenzieren zu können (*Innen*wahrnehmung). Eine geleitete und unbedingt wertfreie (urteilsfreie) Beobachtung von Körperhaltungen anderer Teilnehmer (*Außen*wahrnehmung) ist hilfreich für die Intensivierung der Selbstwahrnehmung. Eine Trainingsmöglichkeit auf der Grundlage des Wechsels zwischen Fremd- und Selbstwahrnehmmung bietet das STOP-SPIEL (siehe S. 23).

 **Schärfen Sie die Wahrnehmung Ihrer Teilnehmer!**

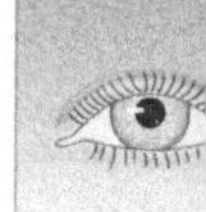

3 Förderung der Problemwahrnehmung

Die Teilnehmer müssen erkennen, wann und wo sie sich im *Alltag* dauerhaft wirbelsäulenfeindlich verhalten oder Rückenschmerzen provozieren. Das Bewußtmachen verschiedener Alltagssituationen ist daher wesentlicher Bestandteil im Rückenschultraining.

 **Die Rückenschule ist primär alltagsorientiert!**

Deshalb sollen die Rückenschulteilnehmer außerhalb des Unterrichts Protokoll führen: Schmerzverursachende Situationen, Schwierigkeiten bei Übungen, Probleme bei der Umsetzung der Lehrinhalte ...).

4 Förderung des Merkens

Rückenschule muß auch erlebnisorientiert sein. Verhaltens- oder Übungsinstruktionen sollen immer *gleichzeitig praktisch am Körper* nachvollzogen werden. Die Teilnehmer „tun, was sie gerade denken und denken, was sie gerade tun." Wenn Sie zum Beispiel von einem Bewegungssegment sprechen, dann lassen Sie die Wirbelsäule abtasten oder die Ihren Worten entsprechenden Bewegungen durchführen. So spüren die Teilnehmer, wovon Sie reden und können diese Empfindung behalten.

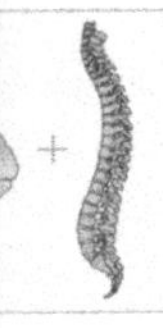

> **Die Verknüpfung zwischen Hirn und Körper steigert die Merkfähigkeit.**

5 Förderung des Erinnerns

Die Erinnerung des Gelernten festigt sich mit der regelmäßigen *Wiederholung.* Die wesentlichen Lerninhalte und Übungen vorausgegangener Unterrichtsstunden müssen immer wieder neu aufgegriffen werden. Leichte Variationen von Übungen sind dabei durchaus förderlich. Auch Hausaufgaben (Übungsinstruktionen für zu Hause) dienen der Wiederholung erlernter Übungsteile.

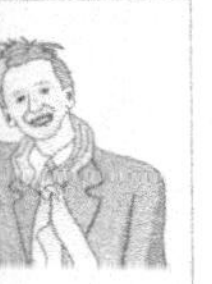

> **Erinnerung ist Grundvoraussetzung für die Dauerhaftigkeit einer Verhaltensänderung!**

(Nochmals: Ermuntern Sie, Protokoll zu führen! Geben Sie Hausaufgaben auf, die ebenfalls protokolliert werden.)

6 Optimale Gestaltung und Darbietung des Lehrmaterials

Einfache und kurze *Anleitungen* (nicht mehr als zehn Worte), *Widerspruchsfreiheit* zwischen orthopädischem und krankengymnastischem Unterrichtsteil und *Gleichartigkeit* des orthopädischen und krankengymnastischen Demonstrationsmaterials erleichtern das Verständnis und die Verarbeitung des Erlernten.

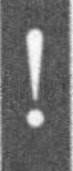

> **Die klare Struktur Ihres Unterrichts sorgt für eine schnelle und klare geistige Orientierung Ihres Teilnehmers!**

7 Optimale Strukturierung jeder Unterrichtseinheit

Geben Sie für jede Unterrichtsstunde *Lernziele* (z.B. Bücken-Heben) bekannt. Legen Sie die Lernziele zu Beginn der Stunde dar, damit die Teilnehmer alles, was Sie sagen und tun, immer im Zusammenhang mit dem praktischen Lernziel sehen können. Damit erreichen Sie, daß die Informationen besser „haften" bleiben und erinnert werden.

Mehr als zwei Lernziele überfordern Ihren Teilnehmer!

8 Förderung der Initiative und Eigenverantwortung

Geben Sie den Teilnehmern stets Gelegenheit, sich zu ihren eigenen „Rückenexperten" zu entwickeln. Dies gelingt Ihnen am besten, wenn Sie sich selbst als Experte und Autoritätsperson zurücknehmen zugunsten einer *kooperativen* Didaktik. Hier werden häufig die entscheidenden Fehler gemacht (siehe „Fatale Fehler"). Sprechen Sie nicht in „Wir-Form", sondern in „Ich-Form" oder in der des „Bedeutungsvollen Anderen" („andere Teilnehmer haben berichtet, daß ...").

Zudem ist besonders wichtig (siehe Anhang):

Eine spürbare finanzielle Eigenbeteiligung steigert zusätzlich die Eigeninitiative!

9 Förderung der regelmäßigen Rückmeldung

Suchen Sie den *Dialog* mit den Teilnehmern, indem Sie sie ermuntern, über ihre Erfahrungen, Schwierigkeiten und Probleme bei der Umsetzung des Gelernten in Beruf und Alltag zu berichten. Besprechen Sie grundsätzlich am Anfang jeder Unterrichtsstunde die persönlichen Erfahrungen mit den gestellten „*Hausaufgaben*". Ermuntern Sie ihre Teilnehmer frühzeitig zum Sprechen. Je länger ein Teilnehmer schweigt, desto schwieriger wird es für ihn, zu einem späteren Zeitpunkt zu reden.

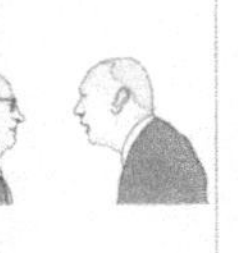

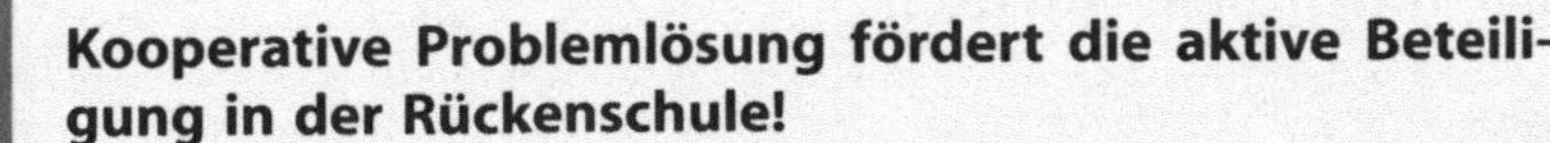

Kooperative Problemlösung fördert die aktive Beteiligung in der Rückenschule!

10 Gestaltung von Hausaufgaben

Hausaufgaben müssen im zeitlichen Ablauf des Alltags Ihrer Teilnehmer Platz finden sowie leicht und ohne größeren Energie- und Zeitaufwand umzusetzen sein. (Nochmals: Arbeiten Sie mit Stikkern, Merkzetteln usw., damit die Rückenschule während des Alltags zu Hause, im Büro oder beim Spiel nicht vergessen wird!)

Kombinieren Sie Hausaufgaben mit regelmäßig auftretenden Tätigkeiten!

11 Belohnung

Sparen Sie nicht mit Lob. Angemessenes ehrliches und nicht übertriebenes Lob sind motivierend. Ein *Zertifikat* über die erfolgreiche Teilnahme stellt eine sichtbare Anerkennung dar. Noch wichtiger als „Fremdlob" für dauerhafte Mitarbeit ist die *Selbstbelohnung.*

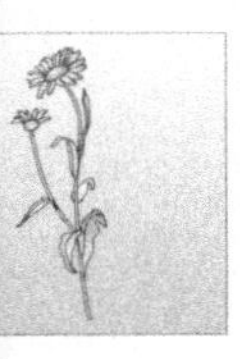

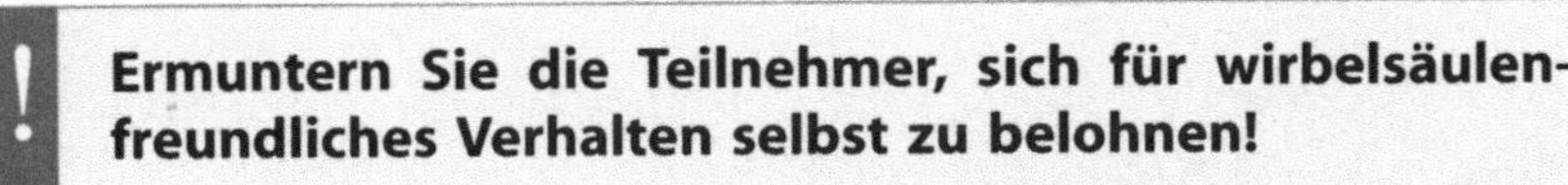

Ermuntern Sie die Teilnehmer, sich für wirbelsäulenfreundliches Verhalten selbst zu belohnen!

12 Beachtung des sozialen Hintergrundes

Die Teilnehmer leben noch in einem eher wirbelsäulenfeindlichen Umfeld. Das Erlernen von wirbelsäulenfreundlichen Verhaltensweisen wird durch gesellschaftlich begünstigte Fehlhaltung behindert (z.B. das Sitzen mit geschlossenen oder übereinandergeschlagenen Beinen, ungünstige Schulmöbel, weiche und tiefe Sitzmöbel, enge Hosen, hohe Absätze).

Bestärken Sie die Teilnehmer darin, sich „schlechten" Vorbildern ihres Umfeldes zu widersetzen!

Fatale Fehler des Rückenschullehrers – Antiverhaltensregeln

Lernen findet am besten in einer lernfreundlichen Atmosphäre statt, die Sie durch Ihr zwischenmenschliches Verhalten während der Unterrichtsstunde sehr wesentlich gestalten. Eigeninitiative und Gesundheitsverantwortung Ihrer Teilnehmer dürfen in der Rückenschule nicht blockiert werden. Eine wesentliche Determinante für „Mitmachen" und „selbständiges Weitermachen" ist die Zufriedenheit mit der Interaktion zwischen Teilnehmern und Lehrer.

Die schlimmsten Fehler sind im folgendem als zehn Antiverhaltensregeln für Rückenschullehrer aufgeführt. Es soll deutlich gemacht werden, wie ungeschicktes Interaktionsverhalten vom Rückenschulteilnehmer erlebt und empfunden wird.

1. „Sei autoritär und sprich grundsätzlich in Wir-Form."
   Damit formiert sich hinter Dir die geballte Macht Deines gesamten Berufsstandes.
2. „Rede viel und schnell."
   Nur so kannst Du klar machen, wie viel Du und wie wenig Deine Teilnehmer wissen.
3. „Verwende häufig Fachausdrücke."
   Damit zeigst Du, was deine Teilnehmer trotz aller Bemühungen nie lernen werden.
4. „Betrachte zweifelnde Fragen oder zögerndes Mitmachen als das, was sie wirklich sind."
   Ein Angriff auf Deine Autorität und Kompetenz. Damit machst Du deutlich, daß mit Dir nicht zu spaßen ist.
5. „Verwende gezielt medizinische Bedrohung."
   (Wenn Sie sich nicht ändern wollen, wird eine Operation notwendig" usw.). Damit sicherst Du Dir kurzfristig blinde und eingeschüchterte Gefolgschaft.
6. „Zeige Ungeduld bei Schwierigkeiten."
   Damit legst Du die Lernschwächen Deiner Teilnehmer schonungslos offen.

7. „Hüte Dich davor, mitzumachen oder gar Modell zu sein.“
Du kannst es ja schon, Deine Teilnehmer sollen schließlich lernen.
8. „Konfrontiere Deine Teilnehmer gegenseitig mit deren Haltung.“
Du sorgst für Spaß und Spott und hast die Lacher auf Deiner Seite.
9. „Beschäme und kritisiere erfolglose Teilnehmer.“
Scham ist ein sehr unangenehmes Gefühl und führt erfolglose Teilnehmer einer gerechten Strafe zu.
10. „Ziehe Dich vom „unwilligen“ Teilnehmer zurück.“
Er verdient nicht Deine Fürsorge und Dein Engagement.

Erfolgreich für die Förderung von Compliance, Eigeninitiative („Weitermachen“) und Gesundheitsverantwortung sind statt dessen folgende Verhaltensweisen:

- unterstützen (statt dozieren),
- fördern (statt konfrontieren),
- mitmachen (statt instruieren),
- demonstrieren (statt theoretisieren),
- strukturieren (statt kumulieren),
- motivieren (statt animieren),
- Hilfen anbieten (statt stigmatisieren),
- miteinnader reden (statt monologisieren),
- loben (statt kritisieren),
- Freiraum geben (statt drängen).

Fragen stellen

Die Art, Fragen zu stellen, hat indirekte Auswirkungen auf die Qualität des Dialogs und damit auf den Lernprozeß und auf die Compliance.

- Stellen Sie spezifische und konkrete Fragen statt zu viele und zu allgemeine Fragen. Erst wenn Ihre Teilnehmer über das Detail sprechen müssen, können Probleme enthüllt und Problemlösungen erarbeitet werden.
- Stellen sie explorierende Fragen (zum Nachdenken, zum Nachforschen anregende Fragen) statt suggestive Fragen.
- Stellen Sie die Fragen zum richtigen Zeitpunkt, d.h. Fragen, die zum besprochenen Lernziel oder zum momentanen Gruppenprozeß eindeutigen Bezug haben. Zeitlich unkoordinierte Fragen werden als Ablenkung erlebt oder zur Ablenkung mißbraucht.
- Vermeiden Sie Fragen, die nur mit „ja" oder „nein" beantwortet werden können.
- Vermeiden Sie „Warum-Fragen." Jedes Warum erzeugt neue „Warums" und erfordert eine Kette von Erklärungen, die als Rechtfertigung oder Entschuldigung dienen können. Fragen, die mit „was" oder „wie" beginnen, liefern dagegen die Informationen, die der Problemlösung dienlich sind.
- Vermeiden Sie provokative Fragen; sie erzeugen Widerstand und Abwehr oder Hilflosigkeit.

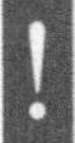
Geben Sie einfühlsame Antworten!!

Ausführungen zu diesem Thema finden Sie im Kapitel „Psychodidaktik in der Rückenschule", S. 85ff.

Struktureller Aufbau einer Unterrichtseinheit

1. Schritt: Rückmeldung und positive Einstimmung

Beginnen Sie Ihre Unterrichtsstunde, indem Sie von den Erfahrungen mit den Hausaufgaben und mit der Umsetzung der Übungen im Alltags- und Berufsleben berichten lassen. Bestärken Sie Erfolgserlebnisse und verbinden Sie dies mit Punkt 2.

2. Schritt: Wiederholung

Wiederholen Sie die erlernten Bewegungsabläufe der Hausaufgaben und der vorausgegangenen Unterrichtseinheit. Erarbeiten Sie gemeinsam und im Dialog mit ihren Rückenschulteilnehmern Lösungen für die aufgetretenen Probleme.

3. Schritt: Lernziele

Geben Sie die beiden Lernziele der jeweiligen Unterrichtseinheit bekannt.

4. Schritt: Theorie und Praxis – Lernziel 1

Verbinden Sie Theorie und Praxis des Lernziels 1 unter Verwendung abgestimmter Lehrmaterialien und Requisiten.

5. Schritt: Wiederholung und Rückmeldung

Wiederholen Sie die erlernten Bewegungsabläufe aus Lernziel 1, fordern Sie Rückmeldung und loben Sie.

6. Schritt: Verankerung in der Berufs- und Alltagssituation

Erarbeiten Sie mit Ihren Teilnehmern – wieder im Dialog – sofort die konkrete Umsetzung für ihr Berufs- und Alltagsleben. Besprechen Sie Hindernisse und gemeinsame Lösungsstrategien.

7. Schritt: Bewegungspause

Machen Sie eine fünfminütige Bewegungspause mit Übungen, die auch am Arbeitsplatz, zu Hause oder in der Freizeit durchgeführt werden können. Ihre Teilnehmer sollen solche Bewegungspausen stündlich einmal ausüben (warum nicht zusammen mit ihren Bürokollegen statt einer Zigarettenpause?) (siehe B. Reinhardt 1983).

8. Schritt: Stop-Spiel

Leiten Sie aus der Bewegungspause das Stop-Spiel ein, indem Sie mit einer Stop-Anweisung auffordern, die momentane Körperhaltung beizubehalten und zu analysieren (siehe S. 23).

9. Schritt: Theorie und Praxis – Lernziel 2

Verbinden Sie Theorie und Praxis des Lernziels 2 unter Verwendung abgestimmter Lehrmaterialien und Requisiten.

10. Schritt: Wiederholung und Rückmeldung

Wiederholen Sie die erlernten Bewegungsabläufe aus Lernziel 2, fordern Sie Rückmeldung und loben Sie.

11. Schritt: Verankerung in der Berufs- und Alltagssituation

Erarbeiten Sie mit Ihren Teilnehmern die konkrete Umsetzung für ihr Berufs- und Alltagsleben. Besprechen Sie auch hier wieder eventuelle Hindernisse und entwickeln Sie gemeinsame Lösungsstrategien.

12. Schritt: Hausaufgaben

Stellen Sie Ihren Teilnehmern Hausaufgaben unter Berücksichtigung der Lernziele 1 und 2 und vergessen Sie nicht die Aufforderung zur *Selbstbelohnung*. Erinnern Sie an das *Hausaufgabenheft*, die *Protokollführung* und an die *Stickers*, die sicherlich längst zu Hause und im Büro angebracht wurden.

13. Schritt: Zusammenfassung

Wiederholen Sie gemeinsam die praktischen Übungen aller vorausgegangenen Unterrichtsstunden.

14. Schritt: Mini-Quiz

Gestalten Sie ein kurzes, ausschließlich praxisbezogenes Frage-Antwort-Spiel.

15. Schritt: Stop-Spiel

Beenden Sie die Rückenschulstunde mit dem Stop-Spiel und sorgen Sie durch das Herausgreifen eines Teilnehmers mit wirbelsäulenfreundlicher Haltung für einen positiven Ausklang.

Teil I: Detaillierte Ausarbeitung der einzelnen Unterrichtsstunden des Grundkurses

Einleitung

Hier finden die in den vorausgegangenen Kapiteln angesprochenen Sachverhalte konkrete Anwendung für jede einzelne Unterrichtsstunde. Die relevanten psychologischen Faktoren werden jeweils im Zusammenhang mit Text, Übungen und Lehrmaterialien behandelt; häufig sind sie bereits (unauffällig) eingearbeitet.

Beachten Sie unbedingt, daß Bildmaterial und Übungen widerspruchsfrei sind und zwischen dem Orthopäden, der den Einführungsvortrag hält, und dem krankengymnastischen Rückenschullehrer abgesprochen werden müssen! Widersprüche gefährden den Erfolg Ihrer Rückenschule!

Die nachfolgenden Ausarbeitungen der einzelnen Unterrichtsstunden sind als Vorschläge zu verstehen, die Sie nach eigenem Belieben variieren und modifizieren sollen. Einführungsvortrag und Unterrichtsstunden müssen, um glaubwürdig zu sein, letztlich Ihre eigene und persönliche Handschrift tragen.

Als Bildmaterialien empfehlen wir Diaserien (Bezugsquelle siehe Anhang)

- der Firma Sanofi/Winthrop (Dr. T. Laser) und
- des Zentralverbandes der Krankengymnasten (ZVK).

Daneben halten wir es für sinnvoll, diese Diaserien durch eigene Bilder aus Ihrem Umfeld und Ihrer Praxis zu individualisieren und zu aktualisieren.

Unabdingbar für die Rückenschule ist darüber hinaus die Verwendung von Requisiten, Wirbelsäulenmodellen sowie Lehrmaterialien, wie sie in den vorigen Kapiteln angegeben wurden.

Dem Text dieses Kapitels haben wir „Piktogramme" vorangestellt, die Sie nochmals an die theoretischen und psychodidaktischen Spielregeln einer optimalen Kommunikation bzw. Verhaltensmodifikation erinnern sollen. Sie müssen sich immer wieder vergegenwärtigen, daß die Anwendung dieser psychodidaktischen Hilfsmittel die Effektivität Ihrer Rückenschule erhöht bzw. eine fehlerhafte Didaktik und Rhetorik die Mitarbeit der Rückenschulteilnehmer in Frage stellt und die Compliance vermindert.

Einführungsvortrag des Orthopäden

Lernziel 1: Grundzüge der Rückenschule

Statt umständlicher Definitionen oder eines historischen Überblicks gehen Sie sofort in „medias res"!

Fragen Sie: „Was führt Sie in die Rückenschule?" „Was erwarten Sie persönlich von der Rückenschule?"

Zwei bis drei Teilnehmer sollen sich mit Namen und Beruf vorstellen. Diese berichten erfahrungsgemäß meist über Rückenprobleme am Arbeitsplatz, Schmerzen, ausbleibende Therapieerfolge usw.

Schildern Sie Ihren Zuhörern: „Ich möchte Ihnen erzählen, weshalb ich als Orthopäde an die Notwendigkeit und den Erfolg der Rückenschule glaube. Auch ich bin mit den Therapieergebnissen bei Rückenschmerzen nicht zufrieden. Ich bin wohl der Meinung, daß akute Rückenschmerzen sehr gut behandelbar sind, die dauerhaften Erfolge bleiben jedoch aus. Rückfälle sind viel zu häufig. Dies wird mir auch immer wieder von Patienten und Rückenschulteilnehmern bestätigt. Diese Rückenschule hat sich deshalb der Vorbeugung, der sogenannten Prävention, verschrieben." (Der „Bedeutungsvolle Andere", siehe S. 10)

Erklären Sie Prävention an einem geläufigen Beispiel (z.B. Karies).

Weisen Sie darauf hin, daß Prävention Bereitschaft zur Veränderung voraussetzt: Veränderung der Haltung und Bewegung in allen Bereichen des Alltags (bei der Arbeit, zu Hause, im Haushalt, beim Sport; beim Liegen, Sitzen, Stehen, Beugen, Heben, Tragen).

Verwenden Sie zur Bekräftigung Ihrer Aussage *statistische Daten* (z.B. eigenes Dia)

- Die Behandlung von Rückenleiden hat in zehn Jahren um 3000 % zugenommen,
- 50 % aller Renten werden wegen Wirbelsäulenerkrankungen gewährt,
- 90 % der Bevölkerung leiden irgendwann an Rückenschmerzen,
- aber nur 5 % von diesen benötigen eine Operation.

Motivieren Sie die Teilnehmer, indem Sie ihnen erklären: Wenn nur 5 % der Bandscheibenpatienten eine Operation benötigen, so spricht dies für die Wirksamkeit nichtoperativer Maßnahmen, und hierzu zählt auch die Rückenschule. Mit vorbeugenden Maßnahmen und wirbelsäulenfreundlichem Verhalten behält der Rückenschulteilnehmer die Gesunderhaltung seiner Wirbelsäule in der *eigenen* Hand – also packen wir's an! Den Erfolg einer weniger schmerzanfälligen Wirbelsäule darf sich dann der Patient auch selbst zuschreiben!

Fragen Sie jetzt, welche Hindernisse und Schwierigkeiten Ihre Teilnehmer bei Verhaltensänderungen (z.B. Raucherentwöhnung, Gewichtsreduktion...) sehen: jahrelange Gewohnheiten, Bequemlichkeit, falsche Vorbilder in Familie und Gesellschaft, schlechte Sitzmöbel, ungeeignete Arbeitsplätze, unpraktische Mode, der Glaube an eine immer wirksame Medizin, Reparaturmentalität, Übertragung der Verantwortung auf den Arzt usw.

Erklären Sie, daß Wissen und gute Vorsätze für eine dauerhafte Verhaltensänderung nicht ausreichen, da – sobald der akute Schmerz beseitigt ist – auch die guten Vorsätze vergessen werden. Das neue, wirbelsäulenfreundliche Verhalten muß deshalb so lange trainiert werden, bis es zur selbstverständlichen Alltagsgewohnheit geworden ist. *So selbstverständlich, wie sich Ihre Teilnehmer bisher wirbelsäulenschädigend bewegt haben, so selbstverständlich sollen sie sich in Zukunft wirbelsäulenschonend bewegen; es muß ihnen gewissermaßen in Fleisch und Blut übergehen!*

Erklären Sie an Beispielen, daß Verhaltensänderung ein langwieriger Lernprozeß ist, da stets „Falsches" ausgemerzt werden muß, um „Richtiges" zu lernen (als Beispiele eignen sich die Aufschlagkorrektur beim Tennis, die Korrektur eines falschen Schwunges beim Skifahren ...) (z.B. eigenes Dia).

Machen Sie Ihren Teilnehmern verständlich, daß die eigentliche Rückenschule zwischen und nach den Kursstunden stattfindet: nämlich dann, wenn zu Hause, am Arbeitsplatz und in der Freizeit die vorgeschlagenen Übungen und das neuerlernte Verhalten wieder und wieder wiederholt werden! Die Übungen lassen sich in allen möglichen Situationen – beim Telefonieren, am Schreibtisch, während der Hausarbeit, beim Warten an der Supermarktkasse usw. – durchführen. Die Teilnehmer sollten sich dabei immer folgende Fragen stellen: Was macht mein Körper? Wann tut es wo

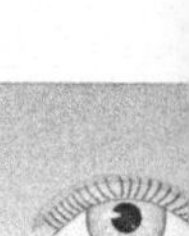

weh? Durch welche Haltungsänderung läßt sich der Schmerz lindern? (Dies ist eine gute Gelegenheit, die Sticker an Telefon, Schreibtisch, Spiegel, Eisschrank usw. einzuführen).

Führen Sie eine Übung zur Körperwahrnehmung jetzt gemeinsam mit Ihren Teilnehmern im Sitzen durch und machen Sie diese Übungen bitte selbst mit:

Tasten von Beckenkämmen, Sitzbein und Dornfortsätzen, dabei Beckenbalance üben: Was passiert mit der Lendenwirbelsäule (LWS)? Was passiert mit Becken und LWS bei übereinandergeschlagenen oder bei leicht gespreizten Beinen? Beckenkippung? Hohlkreuz? Rundrücken? Treten dabei Schmerzen auf? Lassen sich diese durch Haltungskorrektur lindern?

Leiten Sie anschließend zum *Stop-Spiel* über: Auf Ihren Stop-Befehl hin verharren die Teilnehmer augenblicklich in der soeben eingenommenen Körperhaltung. Lassen Sie die Teilnehmer zuerst für sich selbst (dies kann auch ohne Worte erfolgen) ihre eigene Körperhaltung überprüfen und danach von einigen Teilnehmern die Haltung ihres Gegenübers beschreiben. Greifen Sie nicht „schlechte Haltungen" exemplarisch heraus. Loben Sie korrekte Haltungen und Versuche der Korrektur bzw. geben Sie erste haltungsverbessernde Hinweise für das korrekte Sitzen.

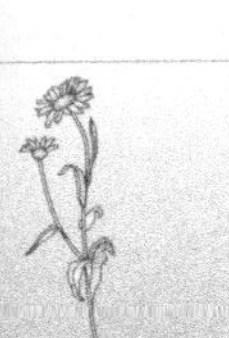

Stellen Sie die *Lerninhalte* der orthopädischen Rückenschule (DGOT) anhand der *dreizehn Rückenschulregeln* (modifiziert nach Krämer 1989) vor (siehe Seite 5f.).

Erläutern Sie nun den *Ablauf* und die *Struktur* der Rückenschule.

Erwähnen Sie die Lernziele der sechs krankengymnastischen Übungseinheiten sowie die Bedeutung der Auffrischkurse.

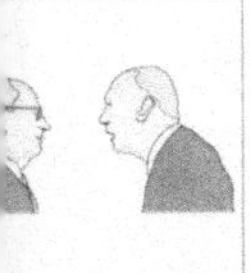

Erklären sie, daß *psychische Probleme* und *Gewichtsprobleme* häufig Ursachen für Rückenschmerzen sind. Bieten Sie Ihre persönliche Gesprächsbereitschaft innerhalb oder nach dem Vortrag an, um bei Bedarf die Hilfe eines Psychologen oder Ernährungsberaters zu vermitteln (siehe Anhang). Diese Themen gehören unbedingt in die Rückenschule! Auch viele sexuelle Probleme manifestieren sich in Form von Rückenschmerzen. Seien Sie sich dessen sicher, daß die Patienten im Rahmen der Rückenschule andere Themen und wesentlich mehr Offenheit erwarten, als Sie dies aus der täglichen Sprechstunde im Rahmen Ihrer Praxis kennen.

Besprechen Sie, wer nicht an der Rückenschule teilnehmen darf (z.B. eigenes Dia).

Absolute Kontraindikationen:

- akute Schmerzen,
- ein unmittelbar vorangegangener Wirbelsäuleneingriff,
- Wirbelsäulentumoren oder Wirbelsäuleninfektionen.

Relative Kontraindikationen:

- schwere Hüftgelenks- oder Kniearthrosen,
- Sprachbarriere.

(Zweifel bezüglich der Indikation zur Rückenschule, vor allem bei plötzlich auftretenden Schmerzen während der Rückenschule, sollten ebenfalls im Anschluß an den Vortrag besprochen werden, um nicht unnötig Zeit zu verlieren. Gegebenenfalls müssen sich die Patienten nochmals in die akute krankengymnastische und orthopädische Behandlung begeben; siehe Anhang: *Therapiestraße nach Rieder,* S. 118 f.)

Bewegungspause
Lassen Sie in einer kurzen Bewegungspause Bewegungs- und Lockerungsübungen ausführen, die jederzeit am Arbeitsplatz, zu Hause oder in der Freizeit anwendbar sind (siehe B. Reinhardt 1989). Machen Sie wieder selbst mit! Öffnen Sie die Fenster! Verwenden Sie Musik! Machen Sie das Ganze mit viel Elan, Spaß und Humor!

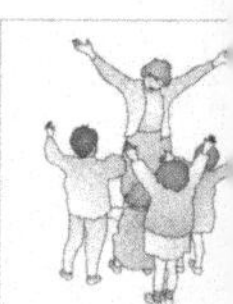

Lernziel 2: Anatomie und Funktion der Wirbelsäule

Geben Sie das *Lernziel* bekannt: „Anhand der Anatomie und der Funktionsweise der Wirbelsäule möchte ich mit Ihnen gemeinsam erarbeiten, warum wirbelsäulenfeindliche Verhaltensweisen zu Rückenschmerzen und Wirbelsäulenerkrankungen führen, und warum wirbelsäulenfreundliche Verhaltensweisen als gesundheitserhaltend anzusehen sind. Sie werden so die Lerninhalte der Rükkenschule besser verstehen."

Erklären Sie nun anhand von Dias und/oder einem Wirbelsäulenmodell kurz und ohne Fachausdrücke (Dia 3, 4, 5, 6)[1]:

[1] Die Dianummern beziehen sich, auch im folgenden, auf die Diaserie, die T. Laser über die Firma Sanofi/Winthrop herausgegeben hat; Bezugsquelle: S. 109.

- die Entwicklung vom Vier- zum Zweifüßler,
- die „Krümmungen" der Wirbelsäule,
- die Anatomie (Dornfortsätze tasten lassen!),
- das Bewegungssegment „Wirbelkörper-Bandscheibe-Wirbelkörper". (Die Bewegung kann wiederum an den Dornfortsätzen erfühlt und ertastet werden!)

Es ist schwierig, aber unumgänglich, Ihren Zuhörern verständlich zu machen, daß die *Bewegung der Wirbelsäule wichtig und gesund ist, daß aber dieselben Bewegungen und deren endgradige Extrempositionen unter bestimmten Voraussetzungen (wie schwere Belastung, Torsion, dauerhafte Zwangshaltung...) auch wirbelsäulenschädlich sein können.*

Bei der Funktionsbeschreibung beginnen Sie mit der Rückwärtsneigung bis zum Hohlkreuz (Dia 7, 12):

- keilförmige Veränderung der Bandscheibe,
- langsame Kernwanderung nach vorn,
- Dornfortsätze nähern sich,
- kleine Wirbelgelenke werden belastet,
- Zwischenwirbelloch für Nervenaustritt wird enger.

Ein Wirbelsäulenmodell zum Anfassen kann hier sehr nützlich sein. Bringen Sie sich selbst ebenfalls als Modell ein!

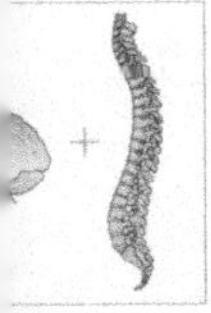

Die Rückenschulteilnehmer tasten beim Nachbarn das Hohlkreuz, bei der Lordosierung die Annäherung der Dornfortsätze und ihr Auseinanderweichen bei der Beugung. Machen Sie klar, daß dies ein ganz normaler physiologischer Bewegungsablauf ist. *Erst die dauerhafte Hohlkreuzhaltung hat wirbelsäulenschädigende Folgen:*

- Dornfortsätze und kleine Wirbelgelenke werden überlastet und schmerzen,
- die Nervenwurzel wird eingequetscht,
- die Ernährung der Bandscheibe ist nicht gewährleistet.

Erklären Sie genauso die Vorwärtsbeugung bis zum Rundrücken (Dia 8):

- keilförmige Veränderung der Bandscheibe,
- langsame Kernwanderung in Richtung Nervenwurzel,
- Entlastung von Dornfortsatz, Wirbelgelenk und Nervenwurzel.

Auch dies ist ein normaler Bewegungsablauf. *Erst die dauerhafte Rundrückenhaltung hat wiederum bandscheibenschädigende Folgen* (Dia 15):

- Bandscheibenvorwölbung und Bandscheibenvorfall mit Druck auf die Nervenwurzel,
- Mangelernährung der Bandscheibe.

Erklären Sie den „Hexenschuß" bzw. „Ischias" als Schmerz der Dornfortsätze der Wirbelgelenke bzw. der gedrückten Nervenwurzel (am besten: Skelett oder Wirbelsäulenmodell).

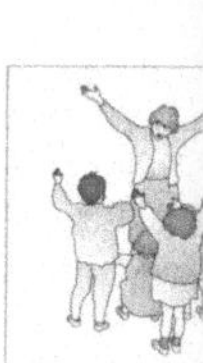

Führen Sie in der anschließenden Übung gemeinsam diese Bewegungen durch – jetzt aber im Stehen! (Und denken Sie daran, daß Theorie und Praxis kombiniert werden müssen und daß Sie sich selbst als Modell mit einbringen sollen!)

Beckenbalance: **Was** passiert mit LWS, mit Dornfortsätzen, Bandscheiben, Wirbelgelenken? **Wodurch** werden Schmerzen erzeugt; wie werden sie gelindert? **Welche** Haltung wird im Stehen normalerweise eingenommen? **Wann** wird eine Rundrücken-, **wann** eine Hohlkreuzhaltung im Alltag eingenommen (z.B. bei engen Jeans, sehr hohen Absätzen, Überkopfarbeiten, Hausarbeiten ...)? (Dia 11, 30, 28; siehe auch Kapitel „Fragen stellen", S. 15.)

Erklären Sie, daß es besonders wirbelsäulenschädlich ist, wenn aus der Rundrücken- oder Hohlkreuzhaltung heraus zusätzlich große Lasten gehoben oder getragen werden müssen (auch Körperübergewicht) oder wenn abrupte Bewegungen, insbesondere Drehbewegungen zusätzlich durchgeführt werden (Zerreißen des Bandscheibenringes; Bandscheibenvorfall).

Besprechen Sie jetzt die Druckbeanspruchung der Bandscheibe bei verschiedenen Körperpositionen und unter verschiedenen Belastungen (Dia 13).

Erklären Sie, daß die Bandscheibe in *beiden Extrempositionen besonders anfällig* für einwirkende Kräfte ist. Relativ gut „gesichert" ist sie in „aufrechter Mittelstellung" (Dia 7). Die Belastung der Wirbelsäule soll deshalb immer aus dieser „gesicherten Mittelstellung" heraus erfolgen. Die Wirbelsäule wird in diesem Fall *„axial"* belastet, was wir als eine optimale Beanspruchung der Bandscheibe ansehen dürfen.

Erklären Sie aber auch die für die *Ernährung der Bandscheibe notwendige Bewegung* der Wirbelsäule. Die Ernährung der Bandscheibe erfolgt über „bewegungsbedingte Durchwalkung" und durch das Wechselspiel von Be- und Entlastung der Bandscheibe nach dem Prinzip eines „Schwammes" (Dia 14).

Dazu eine Frage an Ihre Teilnehmer: „**Was** ist der Grund dafür, daß Sie am Morgen sofort nach dem Aufstehen circa eineinhalb Zentimeter größer sind als am Abend?" (Schwamm-Wirkung der Bandscheibe unter Entlastung im Liegen).

Machen Sie jetzt verständlich, daß nicht die statische, steife Körperhaltung angestrebt werden soll, sondern die dynamische Balance um die aufrechte Mittelstellung der Wirbelsäule. Fassen Sie in Form eines *Frage-Antwort-Spiels* die Erkenntnisse zusammen:

vorteilhaft für die Bandscheibe sind:
- die Entlastung (z.B. Liegen), wegen des Einstroms von Nahrungsstoffen, sowie
- die Balance um die aufrechte Mittelstellung, wegen Durchwalkung der Bandscheibe ohne wesentliche Deformierung oder Kernwanderung;

schädlich für die Bandscheibe sind:
- die dauerhafte Rundrücken- und Hohlkreuzhaltung wegen Deformierung, Kernwanderung und Mangelernährung der Bandscheibe und
- insbesondere die zusätzliche Belastung und abrupte Drehbewegung.

Untermauern Sie (soweit die Zeit dafür ausreicht) das Gesagte mit einigen wenigen „Falsch-richtig-Bildern" aus den Diaserien von Sanofi/Winthrop. Diese Beispiele sollen alltagsbezogen sein. Ihre Zuhörer sollten jetzt bereits so viel gelernt haben, daß Sie diese Bilder in einem Frage-Antwort-Spiel gemeinsam besprechen können.

Achten Sie bei Ihren Ausführungen und bei dem Bildmaterial auf „Konkordanz" mit Ihren krankengymnastischen Rückenschulpartnern! Nehmen Sie in der Einführungsstunde aber nicht die krankengymnastischen Unterrichtseinheiten vorweg, sondern schaffen Sie ein „erstes Bewußtsein" für Haltung und Haltungskorrekturen.

Haltungsbeispiele, aus denen Sie einige wenige auswählen sollen:
Sitzen: Sitzkeil - Balancestuhl - Lehne vorn/hinten - schräge Schreibtischplatte - Fahrrad - Autositz - hoher Hocker (Stehsitzen) – Abstützung des Oberkörpers beim Aufstehen und Hinsetzen.
Stehen: Hohlkreuz bei sehr hohen Absätzen, durchgedrückten Knien Überkopfarbeiten, hohem Regal einräumen, Wäscheaufhängen bei Schwangerschaft, bei Bierbauch; Rundrücken beim Bügeln, Staubsaugen; Bedeutung des Fußschemels, des Ausfallschrittes/Spielbein nach vorne, der Abstützung des Oberkörpers beim Zähneputzen.
Heben: Sprudelkasten - Kind - Auto beladen (Sicherung durch Mittelstellung; kurze Hebelarme);
Bücken: Boden kehren - Spülmaschine einräumen - Unkraut jäten (Mittelstellung der Wirbelsäule; Beinarbeit; Oberkörper abstützen).
Tragen: Bierkasten - Kind - Koffer - Einkaufstasche - Aktentasche (kurze Hebelarme; beidseitige Verteilung von Lasten).
Liegen: Weder Hohlkreuz noch Rundrücken: Mittelstellung; keine oder höchstens kleine Unterlegung der Kniekehlen; fester Bettrost, kein Brett; mittelharte Matratze mit ausreichender „Einsinktiefe". Beim Liegen ist grundsätzlich die Rückenlage zu bevorzugen, jedoch nicht immer zu verwirklichen (sehr individuelle Schlafgewohnheiten!). Die Rückenlage ermöglicht eine Entlastung der Halswirbelsäule ohne gleichzeitige Torsion, was bei der Seitenlage und insbesondere bei der Bauchlage nicht zu erreichen ist. Bei Seitenlagerung soll jedoch wenigstens auf Unterpolsterung des „oben liegenden" Beines sowie von Kopf und HWS geachtet werden.

Diskutieren Sie die große Bedeutung der Muskulatur für die Kontrolle der Haltung (Bauch-, Rücken-, Oberschenkelmuskulatur und deren Zusammenspiel. Vergleichen Sie die Aufrechterhaltung der Wirbelsäule mit der Verspannung eines Segelmastes! (eigenes Dia)

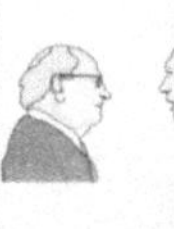

Muskelkräftigung und Muskeldehnung sind gleichermaßen wichtige Bestandteile des Rückentrainings.

Weisen Sie auf das Gleichgewicht zwischen Muskulatur und Körpergewicht hin. Animieren Sie Ihre Teilnehmer, gegebenenfalls an Diätprogrammen teilzunehmen - vielleicht kann sogar eine Diätassistentin den Kurs begleiten? Möglicherweise ergibt sich eine komplette „Diätgruppe" aus mehreren Wirbelsäulenkursen, die Sie dann einem gemeinsamen Gewichtsreduktionsprogramm unter Anleitung einer Diätassistentin zuführen können.

Alle Haltungsregeln gelten auch für den Sport. Wirbelsäulenfreundliche Sportarten sind: Laufen, Rückenschwimmen, Radfahren in aufrechter Haltung. Sie können hier – falls es die Zeit erlaubt – nach den bevorzugten Sportarten einiger Teilnehmer und den dabei aufgetretenen Rückenproblemen fragen.

Vergessen Sie bitte nie: *die Verquickung von Theorie und Praxis* sowie den permanenten *Dialog* mit ihren Rückenschulteilnehmern.

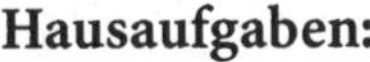

Hausaufgaben:

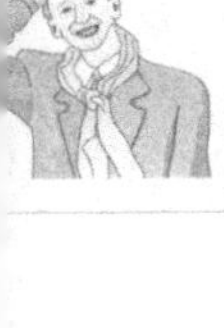

Nutzen Sie bereits Ihren Einführungsvortrag dazu, Ihren Teilnehmern bis zur nächsten Rückenschulstunde aufzutragen, die heutigen Übungen mehrmals täglich zu wiederholen!

Fordern Sie die Teilnehmer auf: „Beobachten Sie Ihre Haltung und die Haltung anderer beim Sitzen und Stehen – zu Hause, am Arbeitsplatz, beim Essen, auf einer Party... **Wann** treten Beschwerden auf? Durch **welche** Haltungsänderung können diese beseitigt werden?"

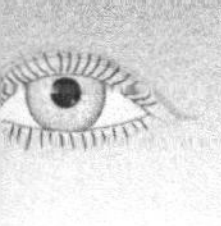

Am wirkungsvollsten ist es, wenn die Beobachtungen und Erfahrungen täglich *protokolliert* werden. Sagen Sie den Teilnehmern, daß zu Beginn der nächsten Rückenschulstunde diese Beobachtungen (und Protokolle) besprochen werden (siehe Anhang). Ermuntern Sie die Teilnehmer, sich für tapferes Üben *selbst zu belohnen* (Theater, Kino, Hobbys, Ausgehen, Einkäufe). Auch der Lebenspartner, die Familie oder Arbeitskollegen können bei den Übungen mitmachen. Gemeinsam übt es sich besser und man kann sich gegenseitig an die täglichen „Übungspflichten" erinnern. Ihre Teilnehmer werden somit Co-Trainer für ihre soziale Umgebung. Eventuell vorhandene soziale Hindernisse müssen dabei beachtet werden.

Geben Sie statt einer Zusammenfassung heute, bei Ihrem Einführungsvortrag, ausreichend Zeit zur Diskussion.

Für das abschließende Mini-Quiz projizieren Sie noch einmal die dreizehn DGOT-Regeln und stellen zu jeder Regel eine Frage. Beachten Sie dabei besonders die zehn „fatalen Fehler" (S. 13), sowie das Kapitel „Fragen stellen" (S. 15) und „Psychodidaktik in der Rückenschule" (S. 85ff.).

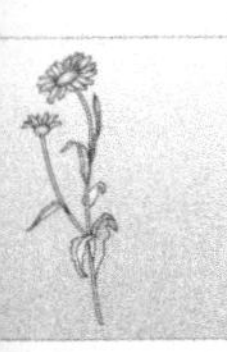

Beenden Sie Ihren Einführungsvortrag, indem Sie einen „korrekt" sitzenden Teilnehmer herausgreifen. *Loben Sie und sorgen Sie so für einen positiven Ausklang.*

Erste krankengymnastische Unterrichtseinheit: Fehlhaltung und Bewegungsanalyse

Für die krankengymnastischen Unterrichtseinheiten empfiehlt es sich, daß Ihre Teilnehmer sportliche und leichte Kleidung tragen.

Rückmeldung und positive Einstimmung

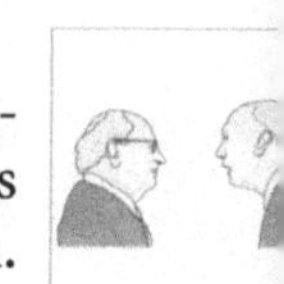

Besprechen Sie mit Ihren Teilnehmern den ärztlichen Einführungsvortrag. Lassen Sie sich berichten, welche Erkenntnisse aus diesem Vortrag den nachhaltigsten Eindruck hinterlassen haben. Besprechen Sie die aufgetretenen Fragen, und erarbeiten Sie gemeinsame Lösungsvorschläge. Eine positive Einstimmung auf die Stunde erfolgt durch die Hervorhebung einer gelungenen Problembewältigung oder Haltungskorrektur.

Wiederholung

Wiederholen Sie in einer Zusammenfassung die wichtigsten Grundlagen des theoretischen Einführungsvortrages. Konzentrieren Sie sich dabei insbesondere auf die Stellung der Wirbelsäule, auf die damit verbundenen Gelenkstellungen und auf die Belastung der Bandscheibe (Kernwanderung). Erläutern und demonstrieren Sie gleichzeitig (z.B. am Wirbelsäulenmodell), wie Fehlbelastungen vermieden werden können. Benutzen Sie dazu als Lehrmaterial die Diaserie. Achten Sie auf die Übereinstimmung von Lehrmaterialien und Lerninhalten, die beim orthopädischen Einführungsvortrag angesprochen wurden.

Lernziele

Geben Sie die beiden Lernziele der heutigen Unterrichtseinheit bekannt: Erstes Lernziel ist die Analyse von Fehlhaltungen, das zweite Lernziel die Bewegungsanalyse (beide Lernziele wurden im orthopädischen Einführungsvortrag kurz angesprochen).

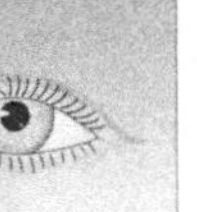

Theorie und Praxis – Lernziel 1: Analyse von Fehlhaltungen

Zeigen Sie einige typische Fehlhaltungen in Theorie und Praxis auf. Wählen Sie nach Möglichkeit andere Beispiele als im orthopädischen Einführungsvortrag. Wählen Sie alltägliche Fehlhaltungen (z.B. Sitzen vor dem Fernsehapparat; Stehen bei einer Unterhaltung).

Wiederholung und Rückmeldung
Erfragen Sie von den Teilnehmern, ob sie solche Fehlhaltungen bei sich selbst und anderen wahrgenommen und welche Konsequenzen sie bereits aus ihren Beobachtungen gezogen haben.

Verankerung in der Berufs- und Alltagssituation
Fragen Sie einige Teilnehmer, die eine sitzende berufliche Tätigkeit ausüben, was ihnen nach dem Einführungsvortrag an ihrem Arbeitsplatz aufgefallen ist. Imitieren Sie selbst eine typische Gewohnheitshaltung beim Sitzen am Arbeitsplatz und erläutern sie nochmals die unterschiedlichen Belastungen für die Wirbelsäule und ihre Strukturen. Benutzen Sie das Wirbelsäulenmodell.

Pause
Führen Sie eine kurze Bewegungspause durch. Beteiligen Sie sich persönlich, indem Sie die einzelnen Übungen vor- und mitmachen. Sie können die Bewegungspause mit einer Entspannungsübung (siehe Anhang) ausklingen lassen.

Stop-Spiel
Geben Sie, nachdem sich Ihre Teilnehmer wieder gesetzt haben, eine Stop-Anweisung: Die Teilnehmer sollen in ihrer aktuellen Haltung verharren und dann eine Analyse ihrer eigenen augenblicklichen Haltung vornehmen. Danach soll die Haltung anderer Teilnehmer (z.B. des Sitznachbarn) analysiert werden.

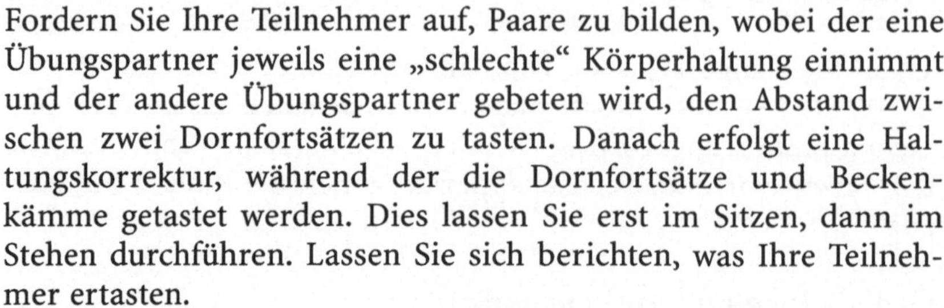

Fordern Sie Ihre Teilnehmer auf, Paare zu bilden, wobei der eine Übungspartner jeweils eine „schlechte“ Körperhaltung einnimmt und der andere Übungspartner gebeten wird, den Abstand zwischen zwei Dornfortsätzen zu tasten. Danach erfolgt eine Haltungskorrektur, während der die Dornfortsätze und Beckenkämme getastet werden. Dies lassen Sie erst im Sitzen, dann im Stehen durchführen. Lassen Sie sich berichten, was Ihre Teilnehmer ertasten.

Erläutern Sie die unterschiedliche Stellung der Bewegungssegmente in Fehlhaltung und Haltungskorrektur. Erklären Sie die Funktion der Muskulatur bei diesen Bewegungsabläufen und die muskuläre Dysbalance als Ursache für Fehlhaltungen. Verwenden Sie zur Unterstützung die Dias aus der KG-Serie.

Wiederholung und Rückmeldung

Während Sie die Bewegungsabläufe nochmals wiederholen lassen, sollen Ihre Teilnehmer Ihnen Rückmeldung über ihre Empfindungen bei den unterschiedlichen Bewegungen und Haltungspositionen geben. Vor allem sollten Sie auf den empfundenen Unterschied zwischen Fehlhaltung und korrigierter Haltung aufmerksam machen. Die Fähigkeit zur Diskrepanzwahrnehmung ist eine entscheidende Voraussetzung für die frühzeitige und quasi automatische Korrektur von fehlerhaften Bewegungen und Haltungen. Arbeiten Sie auch in den folgenden Stunden immer wieder mit der Diskrepanzwahrnehmung! Die Teilnehmer empfinden die korrigierte Haltung anfänglich als ungewohnt. Sie können durch aufmunternde Worte den Teilnehmern das wiederholte Aufsuchen von „Ungewohntem“ erleichtern.

Verankerung in der Berufs- und Alltagssituation

Gehen Sie jetzt auf einige typische Bewegungen und Haltungen in Berufs- und Alltagssituationen ein (besprechen Sie diese Bewegungen und Haltungen, ohne jedoch den Unterrichtsstoff der nächsten Übungseinheiten vorwegzunehmen). Verwenden Sie einige Dias der erwähnten Serie. Das Lehrmaterial, das Sie zur Projektion benutzen, sollte identisch mit dem Bildmaterial der Teilnehmerbroschüre „Gesund im Kreuz“ sein.

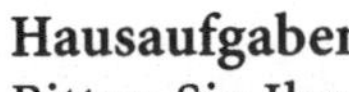

Hausaufgaben

Bitten Sie Ihre Teilnehmer, bis zur nächsten Unterrichtseinheit ein Protokoll über Fehlhaltungen und Haltungskorrekturen bei zwei typischen Alltags- und Berufsverrichtungen zu führen (siehe Anhang). Den Teilnehmern muß der Sinn dieser Empfehlung deutlich gemacht werden. Protokollierung schärft die Sinne und bricht alte Gewohnheiten auf. Wer etwas schriftlich formuliert, gewinnt oft während des Schreibens mehr Klarheit, die körperbezogene Aufmerksamkeit wird gesteigert und verfeinert und letztlich baut sich eine bessere Körperkontrolle auf.

Ermutern Sie die Teilnehmer zur Selbstbelohnung. Wer diese Arbeit auf sich nimmt, sollte sich auch selbst „auf die Schulter klopfen" dürfen. Die Selbstbelohnungsvereinbarung könnte z.B. so aussehen, daß man sich etwas Besonderes gönnt, wenn man mindestens x-mal am Tag sein wirbelsäulenschädliches Verhalten erkannt und korrigiert hat.

Am besten fragen Sie Ihre Teilnehmer selbst, was sie sich am liebsten „gönnen" würden.

Zusammenfassung

Erläutern Sie zum Schluß kurz den Sinn und Zweck der Rückenschule und gehen Sie auf Fragen Ihrer Teilnehmer ein. Leiten Sie über zu einem kurzen Mini-Quiz in Form eines praxisbezogenen Frage-Antwort-Spiels.

Stop-Spiel

Beenden Sie die erste Unterrichtseinheit mit dem Stop-Spiel. Greifen Sie einen Teilnehmer mit einigermaßen korrekter Haltung heraus und erläutern Sie an seiner Haltung die Grundprinzipien der Korrektur. Sparen Sie nicht mit ehrlichem Lob.

Da Sie in dieser Unterrichtseinheit noch relativ viel Zeit zur Verfügung haben, könnten Sie heute ca. 20–30 min für eine Diätberatung mit der Zielsetzung Körpergewichtskontrolle und gegebenenfalls Gewichtsreduktion anberaumen. Dies ist als fakultatives Programm innerhalb der orthopädischen Rückenschule anzusehen (siehe Anhang).

Zweite krankengymnastische Unterrichtseinheit: Sitzen und Stehen

Rückmeldung und positive Einstimmung
Lassen Sie einzelne Teilnehmer über ihre Erfahrungen mit den Hausaufgaben berichten. Ermuntern Sie insbesondere zu Schilderungen aus der Berufs- und Alltagssituation. Besprechen Sie gemeinsam die seit der letzten Unterrichtsstunde geführten Protokolle. Heben Sie als aufmerksamer Rückenschullehrer bereits die minimalsten Veränderungen in der Haltung Ihrer Teilnehmer zur positiven Motivationsförderung hervor.

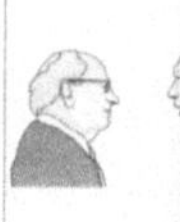

Wiederholung
Wiederholen Sie die grundlegenden Prinzipien der bisherigen Lerninhalte.

Lernziele
Geben Sie die beiden Lernziele der zweiten Unterrichtseinheit bekannt, das Sitzen und Stehen.

Theorie und Praxis - Lernziel 1: Sitzen

Benutzen Sie als Requisiten einen Stuhl oder besser: verschiedene Arten von Sitzmöbeln. Als Demonstrationshilfe können Sie wieder - wenn möglich - das Modell einer Wirbelsäule mit Becken verwenden, als zusätzliches Lehrmaterial die entsprechenden Dias der Serien.

Beschreiben Sie die engen funktionellen Beziehungen zwischen der Stellung der Wirbelsäule, des Schultergürtels und des Brustkorbes sowie des Beckens. Gehen Sie dabei nochmals auf die Anatomie und Pathologie ein (siehe „Einführungsvortrag"). Weisen Sie im einzelnen darauf hin, daß es in der „krummen" Körperhaltung stets zu einer Überstreckung in der Halswirbelsäule kommt, daß der Brustkasten dabei gesenkt und das Becken nach rückwärts gekippt wird. Demonstrieren Sie diese Funktionszusammenhänge praktisch an sich selbst. Benutzen Sie als Hilfsmittel ein Seil oder Band, welches Sie jeweils mit einer Hand an der Spitze des Brustbeines sowie an der Symphyse fixieren. In der krummen Körperhaltung wird das Band erschlaffen, während es sich in der Aufrichtung anspannt. An diesem Beispiel läßt sich eindrucksvoll das Aufeinanderzubewegen von Brustkorb und Becken sowie die sich darauf einstellende Verkürzung der Bauchmuskulatur deutlich machen. Die Teilnehmer sollen dies anschließend ausprobieren.

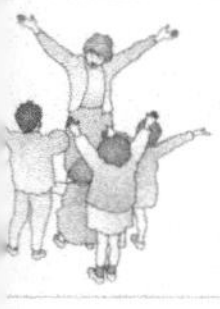

Erläutern Sie daraufhin, daß die aufrechte Körperhaltung stets mit einer Kippung des Beckens nach vorne verbunden ist. Diese Bewegung des Beckens ist nur dann optimal möglich, wenn die Beine nicht übereinandergeschlagen, sondern leicht gespreizt sind. Die Knie dürfen nicht höher als die Hüften stehen. Demonstrieren Sie die Sitzposition mit der entsprechenden Korrektur der Beinstellung. Achten Sie dabei darauf, daß die Fußsohlen auf ihrer gesamten Fläche einen Bodenkontakt haben. Ein Unterstellen der Füße nach hinten sollte ebenso vermieden werden wie eine vollständige Streckung der Kniegelenke und Beine nach vorn. Die Kippung des Beckens nach vorne kann durch Hilfsmittel, wie z.B. einen Sitzkeil erleichtert werden. Auch dies können die Teilnehmer sofort üben.

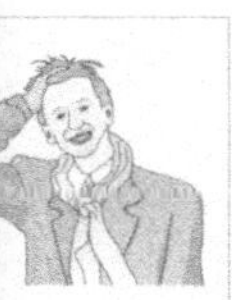

Wiederholung und Rückmeldung

Zur Vertiefung sollen die Teilnehmer Paare bilden, wobei ein Partner die Korrektur praktisch durchführt und der andere – wenn notwendig – korrigierend eingreift. Dies geschieht im Wechsel. Ermuntern Sie Ihre Teilnehmer zu berichten, was sie bei der Durchführung der Korrektur wahrnehmen. Sparen Sie nicht mit Lob.

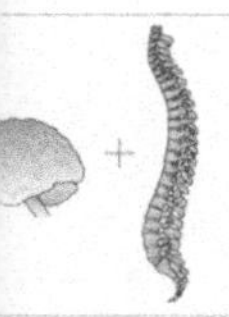

Verankerung in der Berufs- und Alltagssituation

Lassen Sie durch Teilnehmer eine typische Arbeitsplatzsituation im Sitzen schildern. Fordern Sie die Teilnehmer dann zur Umsetzung der Haltungskorrektur in der konkreten Arbeitsplatzsituation auf. Schulen Sie dabei besonders das Vorbeugen zum Arbeitsplatz mit „stabilisierter" Wirbelsäule aus der Hüftbeugung. Achten Sie weiterhin auf die richtige Einstellung der Sitzhöhe. Die Hüftgelenke sollten mindestens auf gleicher Höhe mit den Kniegelenken sein; sie dürfen nie tiefer stehen. Erklären Sie, daß ein zu niedriger Sitz mit abgeschrägter Sitzfläche nach hinten stets die Kniegelenke höher stellt als die Hüftgelenke; damit ist jedoch immer eine Kippung des Beckens nach hinten sowie eine krumme Körperhaltung verbunden.

Auch am Arbeitsplatz kann ein Brügger-Keil ohne Schwierigkeiten eingesetzt werden. Haltungen mit einer Torsion der Wirbelsäule können durch Drehstühle oder durch Umpositionieren des Arbeitsstuhles vermieden werden. Denken Sie daran, Sitzpositionen im Alltagsleben zu besprechen (Fernsehsessel, Leseecke etc.). Weitere Beispiele finden Sie im Einführungsvortrag auf S. 21ff.. Wichtig ist auch die Abstützung des Oberkörpers mittels Rückenlehne, Armlehne und korrekter Höheneinstellung des Arbeitstisches. Üben Sie das Aufstehen und Hinsetzen mit Abstützung des Oberkörpers und „stabilisierter" Lendenwirbelsäule.

Pause

Führen Sie eine kurze Bewegungspause, eventuell mit musikalischer Untermalung, durch. Ermuntern Sie Ihre Teilnehmer, eine derartige Bewegungspause auch am Arbeitsplatz einzuführen. Sie können die Bewegungspause wieder mit einer Entspannungsübung ausklingen lassen.

Stop-Spiel

Leiten Sie aus dem Sitzen das Stop-Spiel ein.

Theorie und Praxis – Lernziel 2: Aufrechtes Stehen

Benutzen Sie als Requisiten wieder das Wirbelsäulenmodell, einen Tisch, einen Staubsauger, ein Bügelbrett, wenn möglich sogar einen Wasch- oder Spültisch. Erläutern Sie anhand der Dias aus der Serie das Stehen in unterschiedlichen Positionen. Weisen Sie besonders darauf hin, daß beim Stehen möglichst ein leichter Grätschstand eingenommen wird, mit gleichmäßiger Druckbelastung auf beiden Fußsohlen.

Erläutern Sie Fehlerquellen wie Überstreckung der Kniegelenke und Überstreckung der Lendenwirbelsäule („Hohlkreuz"). Erklären Sie das Vorneigen des Oberkörpers aus dem Stand; weisen Sie hier besonders auf die Bewegung aus dem Hüftgelenk mit stabilisiertem Rücken hin. Eine Entlastung der Wirbelsäule erfolgt durch zusätzliche Abstützung des Oberkörpers (z.B. Zähneputzen mit einer Hand, Abstützung mit der anderen Hand).

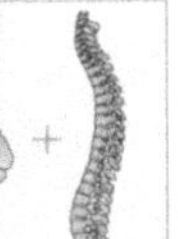

Wiederholung und Rückmeldung
Wiederholen Sie gemeinsam die besprochenen Bewegungsabläufe. Heben Sie dabei auch die häufig auftretenden Fehlerquellen (Überstreckung, Überkopfarbeiten, hohe Absätze, Vorneigen des Oberkörpers mit Rundrücken) hervor.

Ermuntern Sie Ihre Teilnehmer zur praktischen Durchführung; lassen sie dazu wieder Paare bilden, wobei ein Partner praktisch übt und der andere korrigiert. Informieren Sie sich ebenfalls wieder über die Körperwahrnehmung und sparen Sie nicht mit Lob.

Verankerung in der Berufs- und Alltagssituation
Lassen Sie sich zwei bis drei Alltagssituationen durch Teilnehmer demonstrieren. Erarbeiten Sie gemeinsame Korrekturlösungen. Eventuell sollten Tips zur Modifikation der Arbeitsplatzsituation gegeben werden (z.B. Erhöhung der Arbeitsfläche, Fußschemel, Stehpult, Spültisch mit rückversetzter Bodenblende).

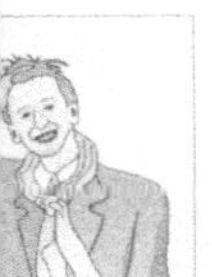

Hausaufgaben
Bitten Sie um Weiterführung des schriftlichen Beobachtungsprotokolls, wie es in der ersten Unterrichtseinheit beschrieben wurde. Erklären Sie denjenigen Teilnehmern, die möglicherweise noch keine Aufzeichnungen vorgenommen haben, nochmals den Sinn der Protokollierung. Auf keinen Fall sollten Sie dabei „Druck" auf die Teilnehmer ausüben (siehe „Fatale Fehler...", S. 13f.), sondern lieber die Argumente diskutieren, die gegen eine Protokollierung sprechen.

Zu dieser Unterrichtsstunde sollen zwei Übungen im Sitzen und Stehen als Hausaufgabe gegeben werden. Achten Sie auf Alltagsorientiertheit. Empfehlen Sie die entsprechenden Ausführungen in der Begleitbroschüre.

Zusammenfassung
Führen Sie praktisch die in dieser Unterrichtseinheit gelernten Bewegungsabläufe im Stand und Sitzen nochmals vor und fordern

Sie Ihre Teilnehmer zum Mitmachen auf. Dies kann wieder durch ein kurzes Mini-Quiz abgerundet werden. Besprechen Sie zusammenfassend die Rückenschulregeln 2, 6, 7.

Stop-Spiel

Beenden Sie die Unterrichtseinheit mit einem Stop-Spiel. Greifen Sie einen Teilnehmer mit wirbelsäulenfreundlicher Haltung heraus und loben Sie.

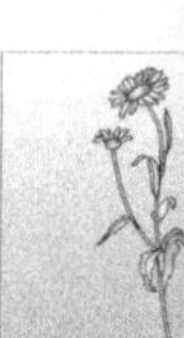

Dritte krankengymnastische Unterrichtseinheit: Bewegungsverhalten beim Bücken und Heben

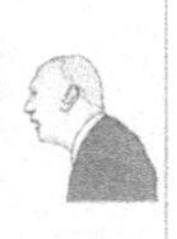

Rückmeldung und positive Einstimmung
Leiten Sie die Unterrichtseinheit ein, indem Sie sich von Ihren Teilnehmern über die Erfahrungen mit den beiden Lernzielen der vorausgegangenen zweiten Unterrichtseinheit berichten lassen. Ermuntern Sie Ihre Teilnehmer vor allem, auch über negative Erfahrungen und Probleme zu berichten. Erarbeiten Sie gemeinsame Problemlösungen zum Umsetzen in den Alltag. Besprechen Sie die Protokolle und die bereits erzielten Erfolge.

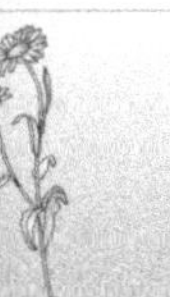

Wiederholung
Wiederholen Sie gemeinsam die Bewegungsabläufe und Haltungskorrekturen im Sitzen und im Stehen. Bitten Sie Ihre Teilnehmer mitzumachen. Korrigieren Sie, wo notwendig, und sparen Sie nicht mit Lob.

Lernziele
Geben Sie die beiden Lernziele bekannt: Bewegungsabläufe beim Bücken und Heben.

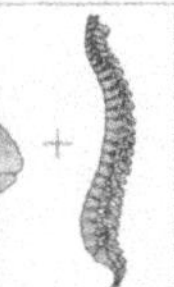

Theorie und Praxis – Lernziel 1: Bücken

Zur kurzen Repetition der funktionellen Anatomie sollten Sie wieder das Wirbelsäulenmodell benutzen. Erläutern Sie die Grundlagen der Bewegungsabläufe auch anhand der Dias aus den Serien.

Requisiten sind z. B. Socken, Handtuch, Wäschekorb, Gartengeräte oder eine Zeitung. Beginnen Sie mit der Ausgangsstellung „aufrechtes Stehen“; bauen Sie dabei auf den Grundprinzipien der zweiten Unterrichtseinheit auf. Erläutern Sie, daß beim Bücken dann die höchsten Druckbelastungen auf die Bandscheibe entstehen, wenn die Beine gestreckt sind und die Wirbelsäule sich nach vorne krümmt. Erklären Sie, daß es zu einer wesentlichen Entlastung der Wirbelsäule kommt, *wenn das Bücken durch eine Beugung der Knie- und Hüftgelenke bei stabilisierter Wirbelsäule geschieht.* Betonen Sie besonders, daß der eigene Oberkörperschwerpunkt über den Kniegelenken lotrecht eingestellt wird, da nur so eine stabile Ausgangsstellung in der Bewegungsaufführung garantiert ist. Liegt der eigene Körperschwerpunkt hinter der Beugungsachse des Kniegelenkes, will man sich also „kerzengerade" bücken, so führt dies jedoch über die Anspannung des Kniestreckers zu einer enormen Druckbelastung des Gleitlagers der Kniescheibe.

Wiederholung und Rückmeldung
Wiederholen Sie die Bewegungsabläufe beim Bücken gemeinsam. Ermuntern Sie zum Bericht über die Körperwahrnehmung, korrigieren Sie, wo nötig, und sparen Sie nicht mit Lob.

Verankerung in der Berufs- und Alltagssituation
Verwenden Sie als Requisiten leichte Gegenstände, z.B. einen Tennisball, ein Paar Socken, ein Handtuch, ein Stück Papier, eine Kiste, einen Stuhl und ähnliches und geben Sie damit Höhen vor, nach denen sich die Teilnehmer bücken müssen. Zur Imitation einer Alltagssituation kann auch ein Wäschekorb benutzt werden. Die Teilnehmer sollen mit diesen Requisiten die Bewegungsabläufe des Bückens durchführen. Vielleicht können Sie sogar einen kleinen „Parcours" aufbauen, den Ihre Teilnehmer durchlaufen sollen. Weitere Beispiele finden Sie im Einführungsvortrag.

Auch beim Bücken, insbesondere aber beim Wiederaufstehen sollte der Oberkörper abgestützt werden. Und denken Sie auch an alternative Korrekturlösungen: Mancher Bückvorgang kann unterbleiben, wenn z.B. der Wäschekorb auf einem Hocker anstatt auf dem Boden steht.

Pause
Führen Sie eine kurze Bewegungspause (eventuell mit Musik und Entspannungsübung) durch. Denken Sie daran, daß diese Übungen auch im Alltag anwendbar sein müssen.

Stop-Spiel
Fordern Sie die Teilnehmer auf, sich die Schuhe zu binden. Geben Sie beim Bücken die Stop-Aufforderung und bitten Sie die Teilneh-

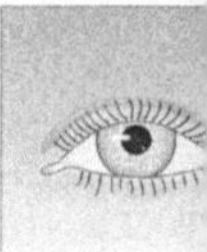

mer, ihre eigene Körperhaltung zu analysieren. Ermuntern Sie anschließend zur Selbstkorrektur.

Theorie und Praxis – Lernziel 2: Heben und Tragen

Requisiten sind z. B. Bierkasten, Wäschekorb, Koffer, Kofferraum, Einkaufs- oder Aktentaschen.

Erklären Sie anhand des Diamaterials aus den Serien die Grundprinzipien des Hebens. Wiederholen Sie dazu den Bewegungsablauf des korrekten Bückens und entwickeln Sie daraus den Vorgang des Hebens. Erläutern Sie die Notwendigkeit der Bewegungsökonomie auf der Basis der Hebelgesetze. *Durch das möglichst körpernahe Heben und Tragen eines Gegenstandes werden lange Hebelkräfte vermieden.* Weisen Sie besonders darauf hin, daß beim Heben und Umsetzen von Gegenständen Drehbewegungen im LWS-Bereich vermieden werden sollen (statt dessen: seitlicher Ausfallschritt). Ebenso soll beim Tragen eine Hyperlordosierung der LWS zur Balance des Gewichtes vermieden werden. Lasten sollen am besten beidseits verteilt werden (besser zwei kleine Koffer als ein großer). Untermauern Sie Ihre theoretischen Ausführungen mit praktischen Demonstrationen und gemeinsamem „Ausprobieren".

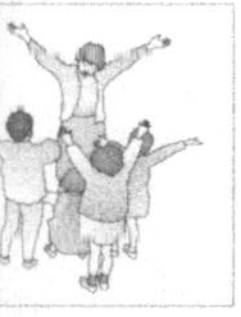

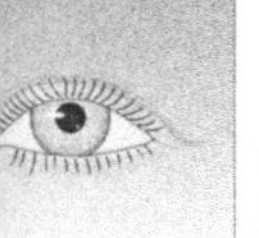

Wiederholung und Rückmeldung
Wiederholen Sie die Lerninhalte *praktisch*, indem Sie gemeinsam die Kombinationsbewegungen Bücken, dann Anheben und Umsetzen eines Kastens auf einen Tisch üben. Fordern Sie Ihre Teilnehmer zum Bericht über Ihre Körperwahrnehmung und auftretende Probleme auf. Dies leitet automatisch über zur:

Verankerung in der Berufs- und Alltagssituation
Lassen Sie sich von einzelnen Teilnehmern die individuellen Arbeitsplatzsituationen beschreiben, die mit Hebevorgängen verbunden sind. Verbessern Sie die vom Teilnehmer geschilderten Bewegungsabläufe (falls notwendig), und lassen Sie diese dann von der Gruppe nachvollziehen.

Üben Sie das Heben eines Bierkastens oder eines Wäschekorbs. Scheuen Sie sich nicht, das Beladen eines Kofferraums tatsächlich an einem PKW zu üben. *Führen Sie hier bereits das Stop-Spiel durch!*

Wenn Sie an einem PKW als Requisite arbeiten, können Sie die Gelegenheit nutzen, den Teilnehmern das korrekte Sitzen im Auto zu erläutern. Achten Sie auf die richtige Einstellung des Sitzes und auf den ergonomisch besten Abstand zum Lenkrad.

Hausaufgaben

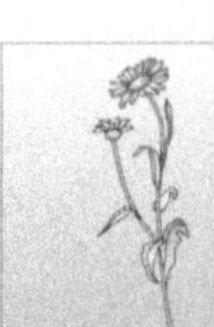

Geben Sie wieder zwei alltagbezogene Übungen auf (Selbstbelohnung nicht vergessen). Die Lerninhalte sollen bis zur nächsten Unterrichtseinheit mehrfach in der Begleitbroschüre nachgelesen werden. Bitten Sie die Teilnehmer, in der Protokollführung nicht nachzulassen, auch wenn es einigen lästig sein sollte. Spätestens an dieser Stelle – so hoffen wir – sollten auch Sie als Rückenschullehrer von der Notwendigkeit der Protokollierung überzeugt sein. Sind Sie es nicht, werden es Ihre Teilnehmer auch nicht sein können. Vielleicht sollten Sie selbst einmal für eine Woche ein selbstkritisches Haltungsprotokoll führen.

Zusammenfassung

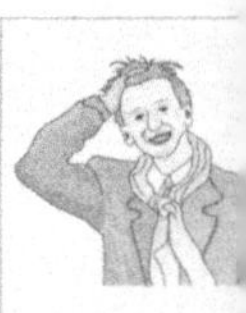

Sie umfaßt alle vorausgegangenen Übungsstunden in *Praxis* und *Theorie.* Die Zusammenfassung soll spielerisch und im Dialog erfolgen. Beziehen Sie sich auf die Rückenschulregeln 1, 2, 3, 4, 5; anschließend können Sie sich wieder als „Quizmaster“ betätigen.

Stop-Spiel

Wie üblich kann das Stop-Spiel die Unterrichtseinheit beschließen.

Vierte krankengymnastische Unterrichtseinheit: Fortsetzung Bewegungsabläufe im Alltag

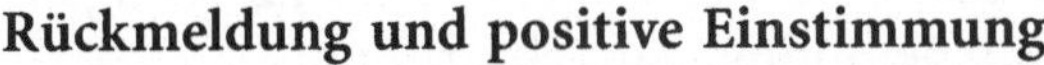

Rückmeldung und positive Einstimmung
Lassen Sie Ihre Teilnehmer über die Erfahrungen mit der vorausgegangenen dritten Unterrichtseinheit berichten. Ermuntern Sie sie, auch über eventuell negative Erfahrungen zu berichten (Schmerzauslösung, soziale Hindernisse etc.). Informieren Sie sich über die Protokollführung, über die mit ihrer Hilfe erzielten Erfolge und über die ausgeführten Hausaufgaben. Loben Sie!

Wiederholung
Wiederholen Sie gemeinsam in Theorie und Praxis das Bücken, Heben und Tragen. Korrigieren Sie motivationsfördernd und lobend (und lesen Sie doch einfach wieder einmal die zehn fatalen Fehler des Rückenschullehrers auf S. 13f. nach).

Lernziele
Geben Sie das Lernziel bekannt: Bewegungsabläufe im Alltag.

Theorie und Praxis – Lernziel 1

Als Requisiten sollten Sie eine Liege, einen Tisch und ein Bügelbrett verwenden.

Zeigen Sie anhand der Dias aus der Serie die Bewegungsabläufe des „Hinlegens“ und „Aufstehens“ sowie des „Schiebens“ und „Ziehens“. Erläutern Sie die Belastungen der Wirbelsäule bei inkorrekter Durchführung dieser Bewegungsabläufe.

Anhand der Falsch-richtig-Beispiele können Sie die wirbelsäulenfreundlichen Korrekturmöglichkeiten aufzeigen. Üben Sie dies an den vorhandenen Requisiten (ohne Requisiten bleibt Ihre Rükkenschule ein nutzloser Trockenkurs). Weisen Sie immer wieder auf den geraden Rücken (Rückenschulregel 2) und die „stabilisierte“ Lendenwirbelsäule hin.

Besprechen Sie auch das korrekte Liegen: auf einem Bettrost und einer Matratze mit ausreichender Einsinktiefe (siehe „Einführungsvortrag..."). Beziehen Sie sich auf die Rückenschulregel 8.

Wiederholung und Rückmeldung

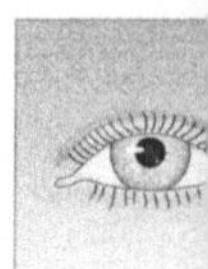

Wiederholen Sie gemeinsam diese Bewegungsabläufe und Positionen. Üben Sie nochmals das korrekte Bügeln und Staubsaugen. (Rückmeldung! Körperwahrnehmung! Korrektur! Lob!)

Verankerung in der Berufs- und Alltagssituation

Die Teilnehmer sollen feststellen, wie und wann sie im Alltag aufstehen, sich hinlegen, Gegenstände schieben oder ziehen. Besprechen und üben Sie anhand der Requisiten, wie diese Bewegungen im Alltag verbessert werden können. Sprechen Sie Alternativen an: Es könnte gelegentlich besser sein, Rollen unter schwere Gegenstände zu legen, statt nur bessere Schiebe- oder Tragetechniken zu entwickeln. Schieben ist im allgemeinen wirbelsäulenfreundlicher als Ziehen; Ziehen und gleichzeitiges Rückwärtsgehen führt zum Rundrücken.

Vor dem morgendlichen Aufstehen sind Lockerungsbewegungen der Wirbelsäule wie Räkeln, Strecken und Beugen empfehlenswert (B. Reinhardt 1989).

Pause

Führen Sie eine kurze Bewegungspause durch. Erinnern Sie daran, daß gelegentliche Bewegungsübungen am Arbeitsplatz oder auch während einer Fahrtunterbrechung auf Reisen die Wirbelsäule entlasten.

Stop-Spiel

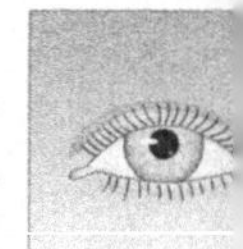

Fordern Sie die Teilnehmer auf, mit den vorhandenen Requisiten die eingeübten Bewegungsabläufe nochmals zu wiederholen; dabei erfolgt die Stop-Aufforderung.

Theorie und Praxis – Lernziel 2

Besprechen Sie weitere Bewegungsabläufe, die in der ersten Einheit noch nicht gezeigt worden sind, insbesondere die Haltung und

Bewegungsabläufe bei Sportarten, die von den Teilnehmern ausgeübt werden. Auch hierzu gibt es Diabeispiele der Serie.

Wiederholung und Rückmeldung
Wiederholen Sie z. B. das „Beispiel des Surfers“ (Diaserie) und simulieren Sie selbst aktiv das Heben des Segels aus dem Wasser. Fordern Sie Ihre Teilnehmer zur Nachahmung auf.

Verankerung in der Alltagssituation
Erkundigen Sie sich über die sportlichen Betätigungen Ihrer Teilnehmer. Diese sollen die typischen Bewegungsabläufe und Haltungen vorführen. Bieten Sie Korrekturhilfen an.

Erläutern Sie wirbelsäulenfreundliche Sportarten, z.B. Schwimmen, Laufen, Radfahren usw. Beim Fahrradfahren ist die richtige Höhe von Sitz und Lenker zu beachten (kein Rundrücken!), beim Brustschwimmen ist der Kopf nach Möglichkeit im Wasser zu halten (um eine Überstreckung der HWS und LWS meiden). Grundsätzlich ist Rückenschwimmen zu bevorzugen.

Ermuntern Sie grundsätzlich zur sportlichen Betätigung und weisen Sie besonders darauf hin, daß es die dauerhaften Fehlbelastungen sind, die die Wirbelsäule schädigen. Da es sich bei den meisten sportlichen Betätigungen jedoch um dynamische Bewegungsabläufe handelt, ist in der Regel eine vernünftige sportliche Betätigung begrüßenswert. Dabei sollten bestimmte Grundsätze beachtet werden: regelmäßiger Sport statt sporadischer und einseitiger Überlastungen; ausreichende Vorbereitung (aufwärmen, dehnen); geeignetes Schuhwerk (weiche Sohlen beim Joggen sollen Erschütterungen für Gelenke und Wirbelsäule dämpfen). Fragen Sie Teilnehmer, die keinen Sport mehr treiben, welche Sportarten sie früher betrieben haben oder welche sie in Zukunft ausprobieren möchten. Ermuntern Sie, Sport auszuüben, geben Sie Empfehlungen, welche Sportarten geeignet wären (es muß nicht gleich ein Sportverein sein), oder besprechen Sie Eigeninitiativen (z.B. mit Freunden, Partnern etc. einen festen Termin zum Schwimmen, Joggen usw. vereinbaren).

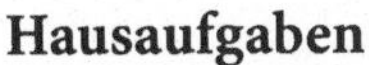

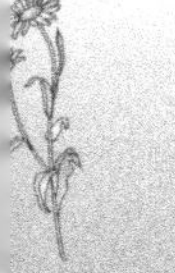

Hausaufgaben
Ermuntern Sie Ihre Teilnehmer, bei ihren sportlichen Freizeitaktivitäten die besprochenen Lerninhalte zu beachten, zu kontrollie-

ren und gegebenenfalls zu modifizieren. Darüber soll Protokoll geführt werden. Fragen Sie doch einmal nach, wie sich Ihre Teilnehmer bisher für ihre eifrige und erfolgreiche Mitarbeit belohnt haben. Vielleicht finden Sie gemeinsam neue Möglichkeiten zur Selbstbelohnung! Die Lektüre der Begleitbroschüre gehört ebenfalls zu den regelmäßigen Hausaufgaben.

Zusammenfassung
Wiederholen Sie Bewegungsabläufe und Übungen aus den vorausgegangenen Unterrichtseinheiten – dies kann teilweise in Form eines Mini-Quiz erfolgen. Abschließend gehen Sie auf die Rückenschulregeln 1, 3, 4, 5, 8 und 9 ein.

Stop-Spiel
Am Ende der Stunde, wenn sie ihre persönlichen Utensilien einpacken, können Sie die Teilnehmer mit einer Stop-Aufforderung in einem Augenblick überraschen, zu dem diese sich bereits „frei von der Rückenschule" wähnen – ein echter Test für die Alltagsintegration des Neuerlernten. Beenden Sie diese überraschende Situation humorvoll und ohne Beschämung, indem Sie wiederum eine Person mit „guter Haltung" lobend hervorheben.

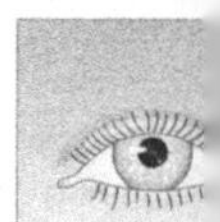

Fünfte krankengymnastische Unterrichtseinheit: Dehnungs- und Kraftausdauerübungen

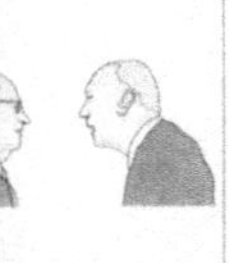

Rückmeldung, positive Einstimmung und Wiederholung
Es sollen keine weiteren Anregungen gegeben werden, sondern: „business as usual“ (aber: die lebendige Gestaltung der Routine krönt den Profi!).

Lernziele
Geben Sie die Lernziele bekannt: Dehnungs- und Kraftausdauerübungen.

Theorie und Praxis – Lernziel 1: Dehnungsübungen

Verwenden Sie zur Erklärung das vorhande Diamaterial aus der Serie. Erläutern Sie die Notwendigkeit von Dehnungsübungen. Die freie Gelenkbeweglichkeit ist Voraussetzung für die richtige Belastung: Kommt es zu Bewegungseinschränkungen durch verkürzte Muskulatur, ist eine optimale Haltungsschulung nicht möglich. Vermitteln Sie die Grundregeln für eigene Dehnungsübungen. Sinnvoll ist es, diejenigen Übungen zu demonstrieren, die in der Teilnehmerbroschüre bildlich dargestellt und durch einen begleitenden Text erklärt sind. Erläutern Sie die einzelnen Muskelgruppen, ihre Funktion sowie die Muskelketten. Betten Sie Ihre theoretischen Ausführungen in praktische Übungen ein: Ihr Teilnehmer soll spüren, wovon Sie reden und soll sich merken, was er spürt.

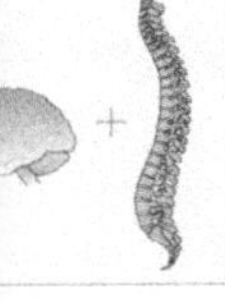

Wiederholung und Rückmeldung
Wiederholen Sie gemeinsam die Dehnungsübungen. Konzentrieren Sie sich dabei jeweils immer nur auf eine Übung. Wenn Sie signifikante Muskelverkürzungen erkennen, sollten Sie den jeweiligen Teilnehmern empfehlen, sich einer krankengymnastischen Behandlung zu unterziehen.

Verankerung in der Berufs- und Alltagssituation

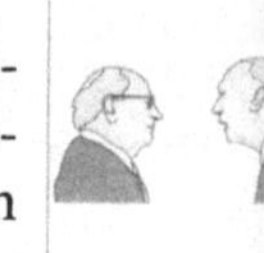

Besprechen Sie mit Ihren Teilnehmern die Möglichkeit und Notwendigkeit, in der Berufs- und Alltagssituation diese Dehnungsübungen zu integrieren. Erläutern Sie dabei einzelne Beispiele im Sitz und Stand. Je nach Situation kann es schwierig sein, diese Übungen auszuführen.

Diskutieren Sie die verschiedenen Hindernisse, die bei der Umsetzung der Dehnungsübungen in Beruf und Alltag auftreten können. Mit etwas Mut können solche Übungen während eines Telefonates, im Supermarkt, während einer Busfahrt, aber auch in einer gesonderten Bewegungspause durchgeführt werden.

Pause
Bewegungspause

Stop-Spiel
Ersparen Sie den Teilnehmern das Stop-Spiel als Belohnung für ihre engagierte Mitarbeit.

Theorie und Praxis – Lernziel 2: Kraftausdauerübung

Als Requisiten für diese Unterrichtseinheit können Sie einfache Geräte wie z.B. Stab, Seil, Expander, aber auch Hanteln (1–1,5 kg) benutzen.

Erläutern Sie die wichtigsten Muskelfunktionsketten, die für die Stabilisierung der aufrechten Körperhaltung notwendig sind (Dia oder Wandkarte). Stellen Sie einen Bezug zur sportlichen Betätigung her, indem Sie verdeutlichen, daß nur ausreichend trainierte Muskulatur die aufrechte Körperhaltung garantiert. Ziel des Trainings ist nicht nur eine Kraftzunahme, sondern die gleichzeitige Schulung der Koordination und Ausdauer. Vermitteln Sie den Leitsatz der Trainingslehre: bei Kraftausdauerschulung wird stets submaximal gearbeitet.

Grundsätzlich sollte beachtet werden, daß bei relativ geringer Gewichtsbelastung eine hohe Frequenz der Bewegungsdurchführung gewählt wird. Führen Sie die in der Begleitbroschüre beschriebenen Übungen mit den vorhandenen Requisiten durch.

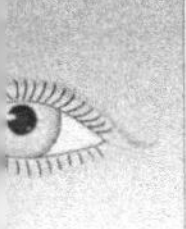

Wiederholung und Rückmeldung
Wiederholen Sie diese Übungen und fordern Sie die Teilnehmer auf, dabei ihr individuelles Belastungsausmaß herauszufinden. Achten Sie besonders darauf, daß die Rückenstreckmuskulatur sowie die Schulterblattfixatoren mit den Übungen erreicht werden. Jeder Übungsteilnehmer soll in aufrechter Körperhaltung (ohne Ausweichbewegung!) seine maximale Belastungsfrequenz ermitteln. Aus der maximalen Belastungsfrequenz wird dann die Übungsfrequenz ermittelt: Sie beträgt zwei Drittel der maximalen Belastungsfrequenz. Lassen Sie die Teilnehmer paarweise unter gegenseitiger Kontrolle und Unterstützung diese Übungsfrequenz ermitteln. Auch dabei sind Selbstbeobachtung, Rückmeldung und Lob entscheidende Faktoren für den Lernprozeß.

Verankerung in der Berufs- und Alltagssituation
Besprechen Sie mit Ihren Teilnehmern die Umsetzung der Übungen im Alltag. Es empfiehlt sich, für diese Übungen im individuellen Tagesablauf eine bestimmte Zeit festzusetzen; so werden sie am ehesten routinemäßig durchgeführt. Beachten Sie besonders die individuelle Bevorzugung einzelner Übungsgeräte.

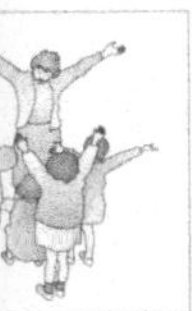

Hausaufgaben
Erstellen Sie mit den Teilnehmern ein Hausaufgabenprogramm aus den Lernzielen 1 und 2 der heutigen Unterrichtseinheit. Machen Sie deutlich, daß ohne ausreichende Dehnungsfähigkeit der Muskelgruppen ein sinnvolles Kraft-Ausdauer-Training nicht möglich ist. Stellen Sie deshalb die Gleichwertigkeit der Dehnungs- und der Kraftausdauerübungen heraus. Überfordern Sie Ihre Teilnehmer nicht durch zu viele Übungen. Weniger, aber richtig und regelmäßig ausgeführte sind besser als eine verwirrende Anzahl von Übungen. Selbstbelohnung und Protokoll nicht vergessen!

Zusammenfassung
Die praktische Wiederholung der wichtigsten Bewegungsabläufe aus den vorausgegangenen Unterrichtseinheiten beansprucht jetzt bereits einen nicht unerheblichen Zeitaufwand. Kalkulieren Sie dies in Ihrem Zeitplan ein. Besprechen Sie die Rückenschulregeln!

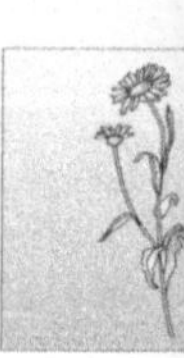

Stop-Spiel
Starten Sie bei der letzten Bewegungsübung das nunmehr wohlbekannte Stop-Spiel. Sie sollten bedenken, daß gegebenenfalls auch Ärger über dieses „dumme Spiel“ die Erinnerung an die korrekte Haltung und an Bewegungsabläufe festigt. Trotzdem müssen Sie für einen positiven Ausklang sorgen.

Sechste krankengymnastische Unterrichtseinheit: Wiederholung und Lernkontrolle

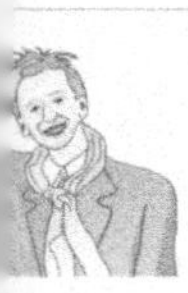

Beginnen Sie heute zur Abwechslung mit einer Wiederholung, indem Sie selbst für sich vor der Unterrichtsstunde nochmals die ersten Kapitel des Manuals repetieren. Möglicherweise hatten Sie sich dies schon einmal als Hausaufgabe gestellt: dann sind Sie ein „vorbildlicher Rückenschullehrer".

Vielleicht kann zur letzten Rückenschulstunde Ihr orthopädischer oder psychologischer Rückenschulpartner anwesend sein (siehe Anhang).

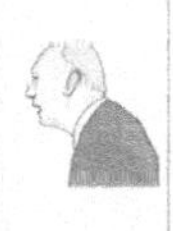

Rückmeldung und positive Einstimmung

Beginnen Sie mit den Berichten über die bisher gesammelten Erfahrungen und Probleme. Besprechen Sie Hausaufgaben und Protokolle.

Wiederholung

Wiederholen Sie die Übungen der letzten Unterrichtseinheit: Muskeldehnung, Kraft-Ausdauer-Training.

Lernziele

Geben Sie die Lernziele bekannt: Wiederholung und Lernkontrolle.

Theorie und Praxis – Lernziel 1: Wiederholung des gesamten Stoffes

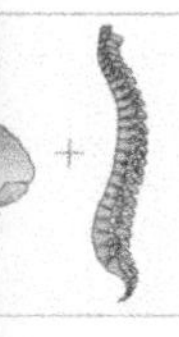

Fassen Sie noch einmal die theoretischen Grundlagen unter enger Bezugnahme auf die Praxis zusammen. Benutzen Sie bei den praktischen Demonstrationen die in den vorausgegangenen Unterrichtseinheiten verwendeten Requisiten. Vielleicht können Sie einen Requisitenparcours erstellen, in welchem nochmals sämtliche Übungen aller Unterrichtseinheiten gemeinsam durchgeführt werden. Hier gibt es ausreichende Gelegenheit zum Gespräch und zur Rückmeldung. Die Teilnehmer sollen sich selbst und gegenseitig korrigieren – natürlich unter Ihrer geschickten Anleitung (Loben!).

Probleme bei der Umsetzung im Beruf und Alltag

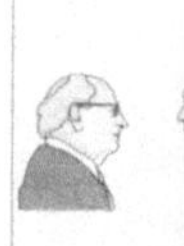

Fragen Sie Ihre Teilnehmer nach Unklarheiten und Schwierigkeiten bei der Durchführung der Bewegungsabläufe in der individuellen Berufs- und Alltagssituation. Erarbeiten Sie Lösungen.

Pause

Führen Sie eine kurze Bewegungspause durch (eventuell mit Entspannung oder Musik).

Stop-Spiel

Geben Sie am Ende der Bewegungspause eine Stop-Anweisung. Wahrscheinlich können Sie feststellen, daß mehr Teilnehmer eine zufriedenstellende Haltung eingenommen haben, als dies bei der ersten Unterrichtsstunde der Fall war. Geben Sie den Teilnehmern den Ratschlag mit auf den Weg, dieses Stop-Spiel dreimal am Tag einzuplanen. Ein kleiner Zettel oder Sticker am Telefon, Schreibtisch, Eisschrank usw. wird sie daran erinnern.

Theorie und Praxis – Lernziel 2: Lernkontrolle

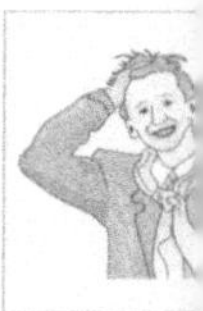

Lernkontrolle und Generalisierung des Erlernten gelingen am besten, wenn Sie nun mit Requisiten arbeiten, die bislang noch nicht zum Einsatz kamen, wie z.B. eine Zeitschrift, eine Schreibmaschine oder ein Stapel von Büchern. Erläutern und demonstrieren Sie die Bewegungsabläufe, die mit diesen Requisiten durchgeführt werden sollen, z.B. einen Stapel von Büchern vom Boden aufheben und an einen Teilnehmer weiterreichen; dieser stellt die Bücher dann auf einem Hocker oder Tisch ab. Hier können unendlich viele Spielvarianten erfunden und ausprobiert werden.

Wiederholung und Rückmeldung

Lassen Sie Übungspaare bilden, die auf dem Requistenparcours nochmals die verschiedenen Bewegungsabläufe durchführen. Greifen Sie nur ein, wenn die selbständigen Korrekturversuche nicht zu dem gewünschten Ergebnis führen.

Verankerung in der Berufs- und Alltagssituation
Greifen Sie Übungspaare heraus und geben Sie diesen eine konkrete Aufgabenstellung für einzelne Bewegungsabläufe oder Haltungspositionen, wie z.B. Arbeitshaltung im Sitzen, Papier aus der untersten Schreibtischschublade entnehmen, das Heben von Gegenständen, das Tragen und Umsetzen einer Schreibmaschine, die Haltung im Stand, an einer Bar, in einem Gespräch. Der eine Übungspartner soll aktiv die Bewegungsabläufe durchführen, der andere Partner erläutert den Bewegungsablauf und gegebenenfalls die von ihm geforderten Korrekturen.

Statt Hausaufgaben
Diesmal ist es besonders wichtig zu besprechen, welche Maßnahmen ergriffen werden müssen, damit sich nach Ende der Rückenschule alte und schädliche Haltungsgewohnheiten nicht wieder einschleichen. Dazu ist es notwendig zu wissen, welche Faktoren und Umstände das Erlernte wieder verdrängen können. Erarbeiten Sie mit Ihren Teilnehmern eine solche „Gefahrenliste". Ganz sicher gehören hierzu die menschliche Bequemlichkeit, längere Streß- oder Hektikphasen, seelisches Mißempfinden und vor allem Zeiten, in denen man nicht selbstsicher ist oder sich selbst „nicht ausstehen kann", aber auch das Auftreten von Schmerzen, der Spott oder Witze von Kollegen und Angehörigen. Stellen Sie mit Ihren Teilnehmern ein kleines Rückfallprophylaxeprogramm zusammen. Ideal wäre es, wenn diese gemeinsamen Tips schriftlich festgehalten und an alle Teilnehmer versandt werden könnten. Vielleicht ist einer der Teilnehmer (oder Sie) dazu bereit.

Zusammenfassung
Erläutern Sie zusammenfassend die Grundprinzipien der orthopädischen Rückenschule. Ermuntern Sie Ihre Teilnehmer, Kollegen am Arbeitsplatz oder Familienangehörige auf diese gesundheitsfördernde Maßnahme aufmerksam zu machen. Beschließen Sie gemeinsam mit Ihren Teilnehmern den Zeitpunkt für einen vertiefenden Wiederholungskurs. Sammeln Sie an dieser Stelle mögliche Schwerpunkte, die der nächste Kurs beinhalten könnte. Vermutlich

werden verstärktes Rückentraining, das Verhalten bei Schmerzen und psychologische Themen und Verfahren (z.B. Entspannungstechniken) als Schwerpunkte gewünscht. Legen Sie eine Teilnehmerliste aus, in die sich jeder eintragen kann.

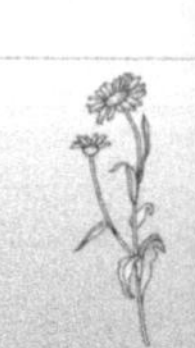

Führen Sie dieses Mal kein Stop-Spiel mehr durch. Beschreiben Sie statt dessen den Teilnehmern, wie Sie selbst die sechs Rückenschuleinheiten erlebt und welche neuen Erfahrungen Sie gemacht haben, was Sie erfreut hat und wo Sie persönlich Schwierigkeiten sehen. Bedanken Sie sich für das Engagement und die Mitarbeit Ihrer Teilnehmer. Fragen Sie, wie diese die Rückenschule erlebt haben, was sie gut und weniger gut fanden und welche Änderungsvorschläge sie für die Durchführung haben. Notieren Sie sich Kritik, Verbesserungsvorschläge und Lob. Nehmen Sie nach ca. fünf Kursen eine vorläufige Bewertung vor, die Sie als Rückenschullehrer wiederum mit Kollegen besprechen oder in einen der späteren Fortbildungsworkshops einbringen können.

Sie können zum Abschluß ein kurzes schriftliches Quiz durchführen. In jedem Fall sollten Sie die Rückenschule mit der Ausgabe eines Zertifikates beenden, das den regelmäßigen Besuch der Rükkenschule bescheinigt. Das Zertifikat ist die Voraussetzung für die anteilmäßige Rückerstattung der Gebühren durch die Krankenkasse.

Stellen Sie sich (und gegebenenfalls Ihr orthopädischer/psychologischer Rückenschulpartner) Ihren Teilnehmern nach der Stunde noch für eventuelle persönliche Fragen zur Verfügung.

Teil II: Auffrischkurs zur orthopädischen Rückenschule

Einleitung

Die orthopädische Rückenschule nach den Richtlinien der DGOT/ZVK ist ein interdisziplinäres Angebot, welches der Verhaltensänderung unserer täglichen Gewohnheiten dient. Es wird vorwiegend in der Sekundärprävention angewandt und soll dazu dienen, die Strukturen unseres Haltungs- und Bewegungsapparates durch physiologische Bewegungsabläufe vor weiteren Schädigungen zu schützen (oder von vornherein zu vermeiden).

Sechs Unterrichtseinheiten à 90 Minuten können natürlich nur die *Grundlagen* der Verhaltensänderung in der Alltagsbeanspruchung bei Beruf, Freizeit und Sport vermitteln. Langfristig kann die Verhaltensänderung jedoch nur dann erfolgreich umgesetzt werden, wenn die Strukturen unseres Bewegungsapparates – und hier vor allem die Muskulatur – eine entsprechende Verbesserung ihrer Leistungsfähigkeit erfahren.

Dazu bedarf es eines Übungsprogrammes zum Muskelaufbau und zur Muskeldehnung. Nur so wird der Teilnehmer in die Lage versetzt, auch langfristig seine eigene körperliche Leistungsfähigkeit zu verbessern und die aufrechte Körperhaltung über einen längeren Zeitraum durchzuhalten.

Bereits in der Erstauflage des Münchner Manuals haben die Autoren darauf hingewiesen, daß unter den verhaltenstherapeutischen Aspekten eine Kursdauer von sechs Unterrichtseinheiten, zuzüglich einem orthopädischen Einführungsvortrag, das absolute Minimum darstellt. Die Notwendigkeit von Auffrischkursen wurde hier bereits erwähnt – um die Teilnehmer zu motivieren, die begonnene Eigeninitiative nochmals unter gezielter fachlicher Anleitung aufzufrischen.

Das folgende Programm für einen solchen Auffrischkurs soll deshalb dazu dienen, Erlerntes zu wiederholen, die physische Leistungsfähigkeit der Teilnehmer zu erhöhen und damit das subjektive Körperbefinden des Kursteilnehmers zu erhöhen. Die Verbesserung des körperlichen Wohlbefindens stellt eine Belohnung für den Rückenschulteilnehmer dar - und wirkt somit motivierend. (Siehe hierzu auch Anhang: Auffrischkurs, Requisiten.)

Zum Aufbaukurs der orthopädischen Rückenschule werden insgesamt sechs Unterrichtseinheiten angeboten; sie können fakultativ durch vier weitere ergänzt werden. Soll die Verbesserung der körperlichen Leistungsfähigkeit die Zielsetzung dieses Kurses sein, ist unter physiologischen Gesichtspunkten die oben angegebene Kursdauer wiederum als absolutes Minimum anzusehen....

Erste krankengymnastische Unterrichtseinheit: Muskelaufbau – wieso und wie?

Rückmeldung und positive Einstimmung

Eines der wichtigsten didaktischen Elemente der Rückenschule ist die Ermunterung zur Rückmeldung. Nur wenn die Teilnehmer sich einbringen, in den Dialog mit dem Rückenschullehrer und der Gruppe treten können, wird ihre Eigeninitiative gestärkt. Aus der Eigeninitiative entwickelt sich die Eigenverantwortung für die Gesundheit. Diese Eigeninitiative und Eigenverantwortung stets zu wecken und zu fördern hat oberste Priorität in der Rückenschule.

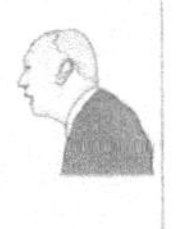

Aus den individuellen Berichten der Teilnehmer erfährt der Kursleiter, wie die orthopädische Rückenschule Teil I von den Teilnehmern aufgenommen worden ist. Wenn Sie erkennen, daß ein Teilnehmer in der Umsetzung Probleme hatte, versuchen Sie gemeinsam mit der Gruppe die Analyse in Lösungsvorschläge umzusetzen. Die positive Einstimmung kann damit einsetzen, lobende Beispiele aufzugreifen, die zeigen, daß die Absolvierung des Kurses der orthopädischen Rückenschule von der Zielsetzung her erreicht worden ist. Um die Hindernisse und Probleme bei der Umsetzung klarer herauszuarbeiten, ist es günstig, die sogenannte SSB-Technik anzuwenden (siehe Kapitel „Psychodidaktik...", S. 92).

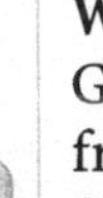

Wiederholung

Geben Sie einen Überblick über das Gesamtprogramm des Auffrischkurses und erklären Sie die Notwendigkeiten der einzelnen Schritte des Programms.

Wiederholen Sie die funktionellen anatomischen und biomechanischen Grundlagen für die Belastung des Bewegungsapparates, aus der sich die Notwendigkeit der Haltungskorrektur ergibt. Beziehen Sie dabei ganz besonders die Wirbelsäule und die Strukturen des Bewegungssegmentes mit ein. Achten Sie vor allem darauf, daß Sie in der Wiederholung auch das entsprechende Bildmaterial (Diaserien; siehe Hinweise im Buch) und selbstverständlich auch Skelettmodelle bereithalten.

Achten Sie darauf, daß Sie nicht zu lange „monologisieren". Am besten ist eine Mischung aus Information und Übung, indem Sie – informierend – gleichzeitig Übungen machen lassen. Es ist sehr einfach, aber äußerst hilfreich für die Verbesserung der Körperwahrnehmung, wenn Sie, z.B. während Sie über die Wirbelsäule sprechen und am Modell die Wirbelkörper zeigen, gleichzeitig die Teilnehmer bitten, ihre Wirbelsäule selbst abzutasten (oder von einem anderen Teilnehmer abtasten lassen). Ein langer theoretischer Vortrag und anschließendes Üben sind kontraproduktiv für das Erlernen bzw. Auffrischen wirbelsäulenfreundlicher Denk- und Verhaltensweisen.

Lernziele
Geben Sie die beiden Lernziele der ersten Unterrichtseinheit bekannt. Das erste Lernziel sollte in der Vermittlung der theoretischen Grundlagen für einen Muskelaufbau bestehen. Im zweiten Lernziel sollte das aktuelle Leistungsprofil der Teilnehmer individuell erstellt werden.

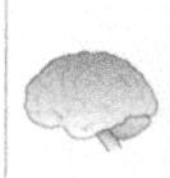

> Achtung: Auch bei der theoretischen Vermittlung kann gleichzeitig etwas Praktisches getan werden: insbesondere die Wahrnehmung der gerade besprochenen Muskel- und Skeletteile zu sensibilisieren.

Theorie und Praxis – Lernziel 1: Grundlagen des Muskelaufbaus

Vermitteln Sie in diesem Lernziel die theoretischen Grundlagen des Muskelaufbaus unter der Zielsetzung der Kraftausdauerschulung. Erläutern Sie die Unterschiede zwischen Maximalkraft, Kraftausdauer, Schnellkraft und Ausdauer. Stellen Sie den Bezug zur Alltagsbelastung unter dem Aspekt der Kraftausdauerschulung her. Während Sie darüber sprechen, sollten Sie gleichzeitig üben lassen (tasten, dehnen, Faust ballen, langsam lösen, schnell lösen usw.). Erläutern Sie auch die Muskelfunktionsketten, die primär geschult werden müssen, um eine aufrechte Körperhaltung zu stabilisieren (bitte praktisch ausführen und nachmachen lassen).

Außerdem sollten die Muskelfunktionsketten angesprochen werden, die für dynamische Bewegungsabläufe wie z. B. Bücken, Heben, Tragen usw. eingesetzt werden.

Wiederholung und Rückmeldung

Fragen Sie die Teilnehmer, ob sie schon einmal an entsprechenden Übungsprogrammen teilgenommen haben, und gegebenenfalls auch, ob sie bereits z.B. Fitnesszentren besucht haben oder im Sportverein aktiv sind. Lassen Sie sich dabei auch das subjektive Empfinden der Teilnehmer schildern, wenn sie eine entsprechende körperliche Belastung durchgeführt haben. Anschließend können einige Übungen wiederholt werden.

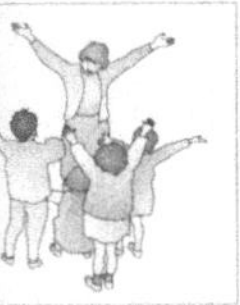

Verankerung in der Berufs- und Alltagssituation

Lassen Sie durch die Teilnehmer entsprechend ihrer individuellen beruflichen Tätigkeit typische alltagspraktische Bewegungsabläufe vorführen. Beziehen Sie in die Analyse dieser Bewegungsabläufe die im theoretischen Teil vermittelten Funktionsketten mit ein. Vergessen Sie vor allem nicht, an sich selbst Bewegungsabläufe praktisch zu demonstrieren. Dies gilt vor allem für die Erläuterung von Bewegungsabläufen und die daran beteiligten Muskelfunktionsketten. Weisen Sie auf die unterschiedlichen Belastungen des Haltungs- und Bewegungsapparates bei den individuellen Bewegungsabläufen hin. Stellen Sie sich selbst als ein *realistisches* Modell dar!

Pause

Wie in der orthopädischen Rückenschule Teil I sollte eine aktive oder eine passive Erholungspause Bestandteil jeder Unterrichtseinheit sein. Vergessen Sie dabei nicht, sich selbst miteinzubeziehen und nach der aktiven Belastung eine kurze Entspannungsphase einzuleiten.

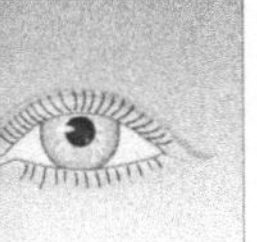

Entspannungsspiel

Die 30-Sekunden-Entspannung oder: „Mit einem schönen Gedanken tausend unnütze Gedanken vertreiben".

Bitten Sie die Teilnehmer, sich für 30 Sekunden zu entspannen, indem sie versuchen, nur an eine Sache zu denken (ohne Verkrampfung und Anstrengung) und anderen Gedanken keinen Raum zu lassen.

Theorie und Praxis – Lernziel 2: Erstellung eines individuellen Leistungsprofils

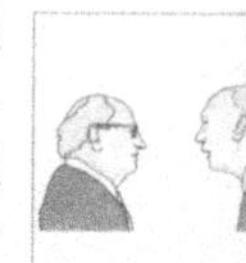

Erstellen Sie für jeden Teilnehmer das individuelle Leistungsprofil für die Muskelfunktionsketten (wie z. B. Rumpfmuskulatur, Schulterblattfixatoren in Verbindung mit der oberen Extremität und Hüftabduktoren in Verbindung mit der Muskelfunktionskette der unteren Extremität unter besonderer Berücksichtigung des Kniestreckapparates und der Hüftextension). Dabei ist insbesondere auch auf Verkürzungen der Muskeln zu achten, die die aufrechte Körperhaltung behindern können. Dokumentieren Sie das Leistungsprofil jedes Teilnehmers. Dies dient jedem einzelnen Teilnehmer als Grundlage für den Nachweis der individuellen Leistungsverbesserung durch das Programm. Versuchen Sie, das Leistungsprofil möglichst visuell darzustellen.

Wiederholung und Rückmeldung
In der Wiederholung des zweiten Lernzieles dieser ersten Unterrichtseinheit sollten Sie nochmals verdeutlichen, warum die *Dokumentation* eines individuellen Leistungsprofils notwendig ist. Diese sollte auch als Motivation für den Teilnehmer betrachtet werden, damit er ein Dokument erhält, anhand dessen er seine eigenen Fortschritte nachvollziehen kann. Lassen Sie die Teilnehmer über ihre persönlichen Empfindungen bei der Erstellung des Leistungsprofils berichten. (Denken Sie dabei daran, offene Fragen zu stellen und geschlossene Fragen zu vermeiden. Nur offene Fragen helfen dem Teilnehmer, wahrnehmen zu lernen, zu denken und eigeninitiativ zu werden.)

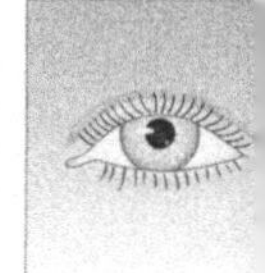

Vor allem ist wichtig, daß jeder Teilnehmer lernt, *objektiv* seine individuelle Leistungsgrenze aufzufinden. Damit kann die Notwendigkeit, ein entsprechendes Übungsprogramm zu absolvieren, verständlich vermittelt werden. Oftmals besteht eine erhebliche Diskrepanz zwischen der subjektiven Bewertung der eigenen Leistungsfähigkeit und der objektiven Dokumentation. Gehen Sie vor allem noch einmal auf das Problem von Muskelverkürzungen bei der Einnahme der aufrechten Körperhaltung ein.

Verankerung in der Berufs- und Alltagssituation

Stellen Sie ausgehend von der subjektiven Beurteilung der persönlichen Leistungsfähigkeit einen Bezug zur Belastung der muskulären Strukturen in der beruflichen Alltagssituation her. Es sollte deutlich werden, daß die Beanspruchung in der berufspraktischen Alltagssituation eine leistungsfähige Muskulatur verlangt. Ist diese nicht vorhanden, kann es zu einer Überbeanspruchung des Haltungs- und Bewegungsapparates kommen, wodurch degenerative Veränderungen begünstigt werden.

Sprechen Sie konkrete Probleme an, die im Alltag auftreten können. Stellen Sie die Probleme praktisch nach und beteiligen Sie die Teilnehmer am Aufspüren der Probleme.

Hausaufgaben

Bereits in der ersten Unterrichtsstunde sollten Sie Ihren Teilnehmern als Hausaufgaben Übungen mit auf den Weg geben. Achten Sie vor allem darauf, daß die Ausführung der Bewegung keine zu komplizierten Bewegungsabläufe beinhaltet. Ebenso sollte eine Überforderung in jedem Fall vermieden werden; dies muß den Teilnehmern immer wieder deutlich vermittelt werden. Weniger, aber kontinuierlich, nutzt mehr als viel, aber unregelmäßig. Sie sollten darauf achten, daß das Übungsprogramm pro Unterrichtseinheit nicht mehr als zwei Übungen umfaßt. Ein zu umfangreiches Programm birgt die Gefahr in sich, die Ausführung der Bewegung und die Akzeptanz der Durchführung durch Überforderung zu behindern. Erinnern Sie gleich zu Beginn des Kurses an die Notwendigkeit der Dehnungsübungen aus Teil I.

Im Kapitel „Psychodidaktik in der Rückenschule" erhalten Sie weitere Hinweise zur Hausaufgabengestaltung.

Zusammenfassung

Erläutern Sie zum Schluß der ersten Unterrichtseinheit kurz die Notwendigkeit, die physiologische Leistungsfähigkeit zu verbessern, und weisen Sie besonders auf die Verbesserung der Lebensqualität hin, die dadurch erreicht werden kann.

Stop-Spiel

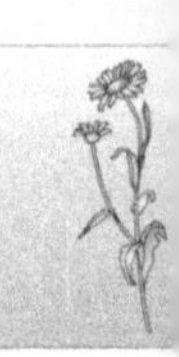

Wie in der Rückenschule Teil I klingt diese Unterrichtseinheit mit einem Stop-Spiel aus. Im Spiel sollten solche Haltungen aufgezeigt und lobend herausgegriffen werden, die den Kriterien der orthopädischen Rückenschule entsprechen. Auch hier sei nochmals betont, daß das Lob stets ehrlich und nicht überzeichnet sein sollte.

Zweite krankengymnastische Unterrichtseinheit: Aufwärmen – ein notwendiges Muß

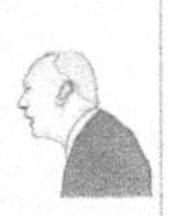

Rückmeldung und positive Einstimmung

Lassen Sie einzelne Teilnehmer über ihre Erfahrungen mit der Ausführung des Hausaufgabenprogramms berichten. Ermuntern Sie Ihre Teilnehmer vor allem, auch ihre persönlichen Erfahrungen über subjektives Wohl- oder Mißempfinden zu schildern. Besprechen Sie diese subjektiven Eindrücke und geben Sie Ratschläge, wie das subjektive Wohlbefinden weiter verbessert oder Mißempfindung vermieden werden kann. Von zunehmender Bedeutung können im Einzelfall soziale Hindernisse werden, die der Umsetzung im Alltag entgegenstehen (z.B. läßt die Umgebung des Teilnehmers diesem „keinen Platz" zum Üben, spöttelt, macht sich lustig, stört usw.). Hier hilft wiederum die SSB-Technik weiter. In seltenen Fällen stellt es sich heraus, daß ein Teilnehmer nur mit psychologischer oder psychotherapeutischer Unterstützung diese sozialen Hindernisse überwinden kann (interdisziplinäres Therapiestraßenmodell). Bitten Sie dann einen Psychologen um Mitarbeit in Ihrem Unterricht.

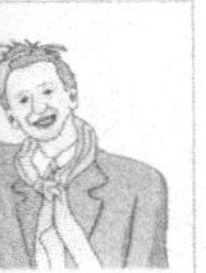

Wiederholung

Wiederholen Sie die grundlegenden Prinzipien der Kraftausdauerschulung und demonstrieren Sie diese nochmals persönlich an ein bis zwei Beispielen. Ermuntern Sie zum Mitmachen.

Lernziele

Geben Sie die beiden Lernziele der zweiten Unterrichtseinheit bekannt, das Aufwärmtraining nach Musik und die Erweiterung des Übungsprogramms.

Theorie und Praxis – Lernziel 1: Wirbelsäulengerechtes Aufwärmtraining nach Musik

Erläutern Sie kurz die theoretischen Grundlagen des Aufwärmens. Betonen Sie, daß das Aufwärmen aus leistungsphysiologischer Sicht am Anfang jedes Übungsprogramms stehen sollte. Lassen Sie zu einzelnen Programmteilen auch Paare oder Kleingruppen unter Berücksichtigung gruppendynamischer Aspekte bilden. Achten Sie bitte auch in Zukunft darauf, daß sich nicht stets die gleichen Kleingruppen bilden.

Wählen Sie eine angemessene Musik unter Berücksichtigung der Teilnehmerzusammensetzung. Befragen Sie Ihre Teilnehmer nach ihren musikalischen Vorlieben und stellen Sie, wenn möglich, in der Gruppe einen Konsens her.

Wiederholung und Rückmeldung

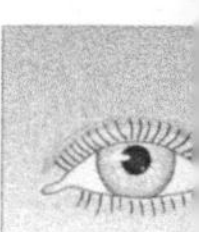

Zunächst sollten die Teilnehmer über ihr subjektives individuelles Empfinden nach der Absolvierung des Aufwärmprogrammes berichten, berücksichtigen Sie bei der Besprechung die individuelle Leistungsfähigkeit. Unter Umständen führt das von Ihnen angebotene Programm zu einer Unter- oder Überforderung. Versuchen Sie deshalb die Leistungsfähigkeit der einzelnen Teilnehmer aufeinander abzustimmen, damit auch schwächere ausreichend Berücksichtigung finden. Gegebenenfalls ist es notwendig, das Aufwärmprogramm individuell mit unterschiedlichen Belastungsintensitäten in Kleingruppen durchzuführen. Sowohl Unter- wie auch Überforderung wirken demotivierend. Das sollte unbedingt bedacht werden. Nach dem körperlichen Aufwärmen kann sich zur Abwechslung eine psychosoziale Übung anschließen. Fragen Sie die Teilnehmer, auf welche Weise sie versuchen, mit anderen Menschen „warm zu werden" und woran sie erkennen, mit wem sie „warm werden könnten". Inwieweit haben Ihre Teilnehmer bereits versucht, andere von der Notwendigkeit wirbelsäulenfreundlicher Haltungs- und Verhaltensweisen zu überzeugen?

Verankerung in der Berufs- und Alltagssituation

Erläutern Sie, daß es in der beruflichen Alltagssituation dringend notwendig ist, bestimmte Bewegungsphasen einzufügen. Die aktive Beanspruchung der Muskulatur bedeutet immer eine Erhöhung des Energieumsatzes und damit verbunden eine Aufwärmung. Erklären Sie, daß dieses Ziel auch in kleinen Schritten erreichbar ist, indem man z.B. keinen Aufzug benutzt, sondern Treppen steigt. Allerdings wird das Lernziel „Aufwärmtraining nach Musik" selten umgesetzt werden können, denn wer steigt schon die Treppen mit Musikbegleitung (Walkmann?) herauf.

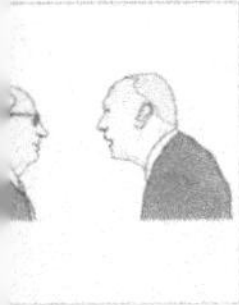

Die Teilnehmer sollen herausfinden, welche Umstände und Personen der Durchführung von Bewegungsphasen im Alltag förderlich oder hinderlich sein könnten. Arbeiten Sie an Lösungen!

Pause

Setzen Sie nach dem Aufwärmtraining eine Pause an, die jetzt schwerpunktmäßig der Entspannung dienen sollte. Dies kann auch gerne zu Musik geschehen. Leichte Dehnübungen können ebenfalls vorgenommen werden. Wählen Sie entsprechend der Zusammensetzung der Gruppe eine angemessene Musik.

Entspannungsspiel
Die 30-Sekunden-Entspannung oder: „Mit einem schönen Gedanken tausend unnütze Gedanken vertreiben".

Bitten Sie die Teilnehmer, sich für 30 Sekunden zu entspannen, indem sie versuchen, nur an eine Sache zu denken (ohne Verkrampfung und Anstrengung) und anderen Gedanken keinen Raum zu lassen.

Theorie und Praxis – Lernziel 2: Erweiterung des Übungsprogramms unter besonderer Berücksichtigung der Koordination

Nachdem Sie im Lernziel 1 die Kraftausdauerschulung nochmals besonders behandelt haben, gilt es jetzt, die Koordination in die Erläuterung des Übungsprogramms mit einzubeziehen. Erklären Sie die Notwendigkeit und die Grundlagen der Koordination bei der Umsetzung von physiologischen Bewegungsabläufen im Haltungs- und Bewegungsapparat. Vergessen Sie nicht: nicht zu lange monologisieren, sondern mit den Teilnehmern in Dialog treten!

Nicht zu lange reine Theorie bringen, sondern diese am besten mit Übungen kombinieren!

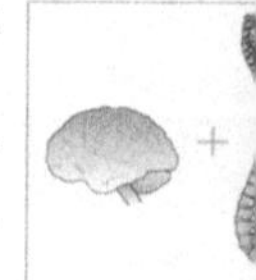

Anschließend wird die Erweiterung des Übungsprogramms zur Kraftausdauerschulung durchgeführt auf der Grundlage der Dokumentation der ersten Unterrichtseinheit Lernziel 2. Jeder Teilnehmer führt seine eigene Dokumentation durch und trägt seine entsprechenden Werte persönlich ein.

Wiederholung und Rückmeldung

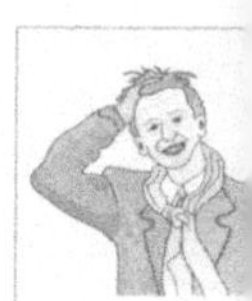

Wiederholen Sie die Bewegungsabläufe der einzelnen Übungen, die zusätzlich in das Übungsprogramm mit aufgenommen worden sind. Weisen Sie besonders auf entsprechende Ausweichbewegungen und Fehlerquellen bei der Umsetzung der Bewegungsabläufe hin. Fehler sollten übertrieben dargestellt werden. Veranschaulichen Sie diese Einbeziehung von Teilnehmern aber auch durch Eigendemonstration. Lassen Sie Paare bilden, wobei der eine übt und der andere korrigiert. Dies sollte im Wechsel an unterschiedlichen Übungsstationen durchgeführt werden. Dabei ist es wichtig, daß sich stets neue Paare bilden.

Verankerung in der Berufs- und Alltagssituation

Erläutern Sie die durchgeführten Bewegungsabläufe des Übungsprogramms im Hinblick auf individuelle Berufs- und Alltagssituationen. Dabei sollte immer herausgestellt werden, welche Muskelfunktionsketten bei den entsprechenden Übungen primär beansprucht und wie diese in der Berufs- und Alltagssituation – unter Berücksichtigung der aufrechten Körperhaltung – eingesetzt werden.

Vergessen Sie nicht zu eruieren, welche Umstände und Personen bei der Alltagsrealisation hilfreich oder hinderlich sein könnten. Arbeiten Sie gemeinsam an Lösungen (siehe SSB-Technik, S. 92).

Hausaufgaben

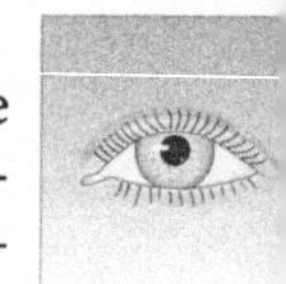

Ergänzen Sie das Hausaufgabenprogramm durch eine zusätzliche Übung. Fordern Sie Ihre Teilnehmer auf, auch für die Hausaufgaben eine individuelle Dokumentation zu erstellen und diese kontinuierlich fortzuführen.

Eine zweite Hausaufgabe dient der Identifikation von Streßsituationen. In welchen Streßsituationen werden die guten Haltungs- und Trainingsvorsätze leicht vergessen oder aufgegeben? Bitten Sie die Teilnehmer, in der nächsten Woche einige der möglichen Streßsituationen ausfindig zu machen, aufzuschreiben und zu erläutern und in der nächsten Rückenschulstunde zu besprechen.

Zusammenfassung
Wie schon in der Rückenschule Teil I kann zu diesem Zeitpunkt mit der Durchführung eines sogenannten Mini-Quiz begonnen werden. Das Mini-Quiz dient der Wiederholung und der Vertiefung des erlernten Wissens. Dies sollte sich sowohl auf die vermittelten theoretischen Grundlagen des Auffrischkurses beziehen als auch Inhalte des Kurses Teil I mit berücksichtigen.

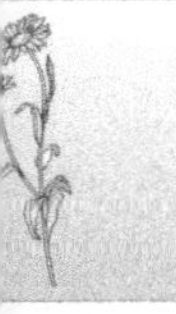

Selbstunterstützung
Beenden Sie die Unterrichtseinheit, indem Sie die Teilnehmer dazu motivieren, sich im Anschluß an den Rückenschulunterricht etwas „Gutes“ zu gönnen (siehe Kapitel „Psychodidaktik“). Selbstlob bzw. Selbstunterstützung haben den stärksten Effekt auf das Erlernen und Ausüben neuer Verhaltensweisen.

Dritte krankengymnastische Unterrichtseinheit: Gruppenarbeit zur Feststellung der individuellen Leistungsfähigkeit

Rückmeldung und positive Einstimmung

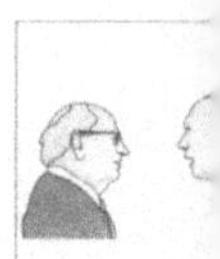

Leiten Sie die Unterrichtseinheit ein, indem Sie sich über die Erfahrungen mit dem erweiterten Hausaufgabenprogramm berichten lassen. Ermuntern Sie die Teilnehmer, ihre Eigendokumentation für das Hausaufgabenprogramm vorzustellen. Fordern Sie sie auf, gegebenenfalls über Probleme bei der Durchführung des Hausaufgabenprogramms zu berichten, und suchen sie gemeinsam nach Lösungsvorschlägen (siehe SSB-Technik, S. 92). Besonders wichtig ist die Besprechung der psychosozialen Hausaufgaben. Lassen Sie sich dafür genügend Zeit.

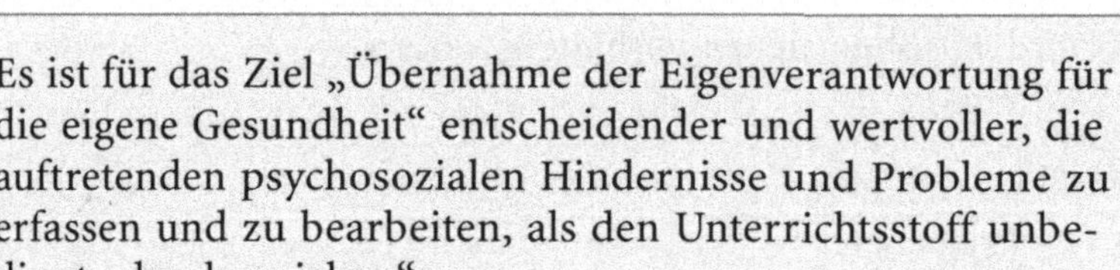

Es ist für das Ziel „Übernahme der Eigenverantwortung für die eigene Gesundheit“ entscheidender und wertvoller, die auftretenden psychosozialen Hindernisse und Probleme zu erfassen und zu bearbeiten, als den Unterrichtsstoff unbedingt „durchzuziehen“.

Wiederholung

Wiederholen Sie die theoretischen Grundlagen zur Kraft, Ausdauer und Koordination.

Lernziele

Geben Sie die beiden Lernziele bekannt: theoretische Grundlagen der Kraftausdauerschulung und Errechnung der individuellen Leistungsfähigkeit in Gruppenarbeit.

Theorie und Praxis – Lernziel 1: Theoretische Grundlagen der Kraftausdauerschulung

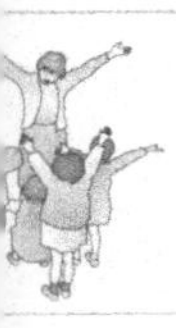

Üben Sie mit den Teilnehmern nochmals die Errechnung des individuellen Leistungsprofils unter dem Aspekt der Kraftausdauerschulung. In der ersten Unterrichtseinheit wurde dieses Profil durch Sie als Kursleiter erstellt. Der einzelne Teilnehmer soll jedoch selbst in die Lage versetzt werden, die eigene Leistungsfähigkeit kompetent beurteilen und analysieren zu können. Vermitteln Sie nochmals systematisch die dazu notwendigen Schritte, wie sie in den vorausgegangenen zwei Unterrichtseinheiten umgesetzt worden sind. Denken Sie vor allem daran, daß vor der aktiven Belastung das Aufwärmtraining nicht vergessen wird.

1. Schritt: Erfassung der momentanen maximalen Leistungsfähigkeit in der Bewegungsausführung bei einer bestimmten Gewichtseinheit (nicht zu schwer).
2. Schritt: Weisen Sie darauf hin, daß für die Kraftausdauerschulung eine ausreichende Bewegungsfrequenz (mind. 15 Wiederholungen) notwendig ist.
3. Schritt: Erläutern Sie, daß die Übungsbelastung zwei Drittel der maximalen Leistungsfähigkeit ausmacht. Entsprechend wird die Anzahl der Wiederholungen bei der Bewegungsausführung festgelegt.
4. Schritt: Legen Sie abschließend die Serienzahl und die Pausenzeiten zwischen den einzelnen Serien fest.

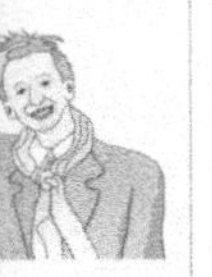

Wiederholung und Rückmeldung

Wiederholen Sie die Ausführungen des Lernzieles 1, indem die Teilnehmer nochmals die Aufstellung eines entsprechenden Übungsprogramms erläutern und demonstrieren.

Verankerung in der Berufs- und Alltagssituation

Erläutern und demonstrieren Sie Ihren Teilnehmern, wie – im Rahmen der Absolvierung eines Hausaufgabenprogramms ohne entsprechende Trainingsgeräte – eine Kraftausdauerschulung durch den Einsatz einfacher Hilfsmittel jederzeit durchgeführt werden kann (z.B. unterschiedliche Gewichtsbelastung durch unterschiedliche Füllung von Flaschen mit Wasser, Einsatz von Expander und Theraband etc.). Besprechen Sie, zu welchen Zeiten und an welchen Orten sich die Teilnehmer in der Lage sehen, das Kraftausdauerprogramm regelmäßig durchzuführen. Identifizieren Sie Probleme und erarbeiten sie gemeinsam Lösungen.

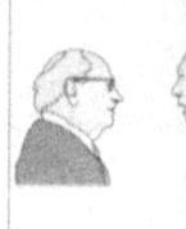

Pause

Führen Sie in dieser Pause auch eine entsprechende aktive (bewegungsmäßige) oder passive Entspannungsübung durch; denken Sie daran, eine angemessene Musik einzusetzen. Wenn Sie eine passive Entspannung durchführen wollen, dann bitten Sie diesmal Ihre Teilnehmer, sich auf ihre Atmung zu konzentrieren. Sie sollten in dieser Entspannungspause lernen, länger auszuatmen als einzuatmen. Ideal wäre es, doppelt so lange auszuatmen wie einzuatmen. Sie können den Teilnehmern erklären, daß Streß, Angst und Hektik oftmals mit einer Blockierung des Ausatmens einhergehen. Hektische, gestreßte und ängstliche Menschen atmen stakkatoartig ein und wenig aus. Länger auszuatmen als einzuatmen hilft Streß, Unruhe und Angst schnell zu reduzieren.

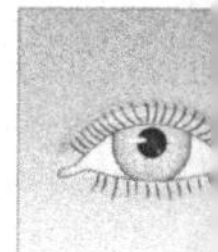

Theorie und Praxis – Lernziel 2: Umsetzung der theoretischen Grundlagen zur Ermittlung der individuellen Leistungsfähigkeit

Lassen Sie kleine Gruppen bilden. Achten Sie darauf, daß sich neue und nicht nur die vertrauten Kleingruppen bilden. In den Kleingruppen wird nun für jeden einzelnen Teilnehmer das persönliche Leistungsprofil erstellt. Danach soll jede der Gruppen an einem Teilnehmer das Ergebnis demonstrieren und analysieren. Dabei sollten Sie jeder Gruppe einen eigenen Übungsauftrag für die Durchführung einer Übungsvariante geben. Wichtig ist an dieser Stelle die Beachtung der Varianten beim Sitzen, Stehen, Bücken, Heben und Tragen. Achten Sie darauf, daß die Teilnehmer sich *nicht* gegenseitig *beschämen!*

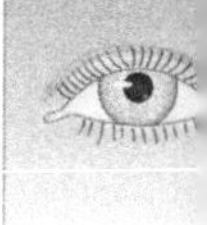

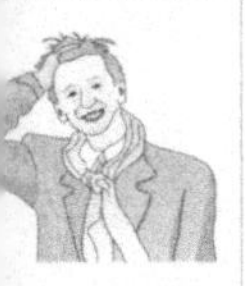

Wiederholung und Rückmeldung

Greifen Sie eine Gruppenarbeit heraus und erläutern Sie unter Berücksichtigung des Übungsprogramms nochmals die Grundprinzipien der aufrechten Körperhaltung.

Verankerung in der Berufs- und Alltagssituation

Erläutern Sie die durchgeführten Bewegungsabläufe des Übungsprogramms im Hinblick auf individuelle Berufs- und Alltagssituationen. Dabei sollte immer herausgestellt werden, welche Muskelfunktionsketten bei den entsprechenden Übungen primär beansprucht und wie diese in der Berufs- und Alltagssituation – unter Berücksichtigung der aufrechten Körperhaltung – eingesetzt werden.

Vergessen Sie nicht, eventuell auftretende Probleme zu antizipieren und mit den Teilnehmern zu besprechen.

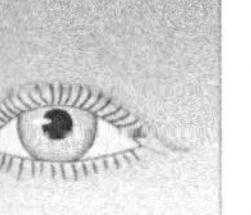

Hausaufgaben

Als Ergänzung zum Hausaufgabenprogramm sollten zwei weitere Übungen unter Einbeziehung leichter Hilfsmittel erlernt werden.

Eine äußerst wichtige Hausaufgabe besteht darin, in der kommenden Woche auf die ersten Zeichen aufkommenden Stresses mit Entspannung zu antworten. Anstatt sich weiter *anzutreiben*, sollten die Teilnehmer probieren *innezuhalten*. Überlegen Sie mit den Teilnehmern, wie man „innehalten" kann. Ihre Vorschläge können u.a. sein, „30 Sekunden lang mit einem Gedanken tausend unnütze zu vertreiben" und „sich auf das Ausatmen zu konzentrieren", um so „seinem inneren Antrieb" für einige Minuten zu widerstehen.

Zusammenfassung

Fassen Sie noch einmal die Grundregeln für die Aufstellung eines Übungsprogramms unter der Berücksichtigung der Komponenten Kraft, Ausdauer und Koordination zusammen. An dieser Stelle kann eine kurze Wiederholung in Form eines Mini-Quiz erfolgen. Vergessen Sie nicht, die psychosozialen Aufgaben mit in das Quiz einzubeziehen.

Vierte krankengymnastische Unterrichtseinheit: Stabilisierung vermeidet Fehlbelastung

Rückmeldung und Einstimmung

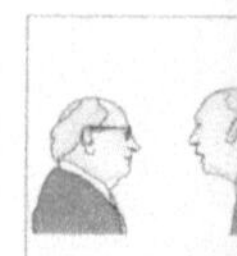

Lassen Sie sich von Ihren Teilnehmern zuerst über ihre Erfahrung mit der Umsetzung der Kraftausdauerschulung in ihrem Hausaufgabenprogramm unterrichten. Ermuntern Sie vor allem auch zur Schilderung negativer und positiver Erfahrungen. Besprechen Sie diese, denn der Erfahrungsaustausch in der Gruppe wird zeigen, daß nicht jeder Teilnehmer nur für sich alleine Erfahrung sammelt. Lassen Sie einzelne Kursteilnehmer Ihre Dokumentation vorstellen und erläutern, welche Fortschritte im Hausaufgabenprogramm erzielt werden konnten.

Besprechen Sie anschließend die Erfahrungen bei dem Versuch, auf Streß mit Entspannung zu reagieren. Nehmen Sie sich dafür Zeit! Ermuntern Sie Teilnehmer, die diese Aufgabe nicht geschafft haben, es immer wieder zu versuchen. Entspannung in unserer schnellebigen Gesellschaft läßt sich nur mit stetigem Üben erreichen. Der Erfolg stellt sich oftmals erst nach Wochen ein.

Wiederholung

In dieser Unterrichtseinheit sollen die Grundprinzipien aus Teil I für das Sitzen und das Stehen wiederholt werden. Daran soll erläutert werden, daß in diesen beiden Ausgangspositionen, um die Stabilisierung der aufrechten Körperhaltung zu verbessern, bestimmte Übungen notwendig sind.

Lernziele

Geben Sie die Lernziele bekannt: stabilisierende Übungen der Wirbelsäule im Sitz und stabilisierende Übungen im Stand.

Theorie und Praxis – Lernziel 1: Stabilisierende Übungen der Wirbelsäule im Sitz

Demonstrieren und erläutern Sie die Grundprinzipien der Stabilisation. Gehen Sie dabei, indem Sie Kursteilnehmer zur Demonstration miteinbeziehen, auf unterschiedliche Belastungssituationen im Sitz ein, wie z.B. Freisitzen, angelehntes Sitzen mit dem Rücken etc. Erläutern und veranschaulichen Sie vor allem, welche unterschiedlichen Muskelgruppen je nach Sitzposition mitbeansprucht werden. Achten Sie darauf, daß die Grundprinzipien der Kraftausdauerschulung beachtet werden. Die Teilnehmer sollen gleichzeitig mitmachen und damit die Sensibilität gegenüber dem eigenen Körper schulen.

Wiederholung und Rückmeldung
Greifen Sie aus der Kleingruppenarbeit einzelne Beispiele heraus, die durch die Gruppe vorgestellt und herausgearbeitet werden. Dabei ist vor allem wichtig, daß durch die Teilnehmer auch die entsprechenden Erläuterungen erfolgen. Greifen Sie nur ein, wenn Korrekturen von seiten der Kursleitung notwendig sind.

Verankerung in der Berufs- und Alltagssituation
Beziehen Sie jetzt entsprechende Sitzmöbel mit ein, die unterschiedliche Sitzhaltungen wie das Freisitzen oder das angelehnte Sitzen ermöglichen. Gehen Sie wieder auf die Grundprinzipien des Sitzens ein, unter Berücksichtigung z.B. der Höhenverstellbarkeit eines Sitzes oder des Gebrauchs eines Sitzkeiles etc.

Pause

Führen Sie eine kurze Bewegungspause im Sitzen durch und machen Sie damit deutlich, daß auch bei Arbeitsplatzsituationen in Sitzhaltung immer Raum und Zeit für eine solche kurze Bewegungspause sein kann. Die Konzentration sollte auf das Ausatmen gelenkt werden.

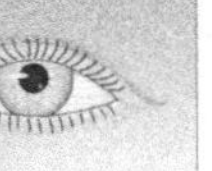

Platz nehmen
Versuchen Sie anschließend das Sitzen von einer mehr psychologischen Sichtweise anzugehen. Bitten Sie die Teilnehmer, den Platz

im Raum zu suchen, an dem sie sich am wohlsten fühlen. Ermuntern Sie dazu, sich richtig auf diesen Platz „niederzulassen". Erfragen Sie, woran Ihre Teilnehmer merken, daß sie sich richtig niedergelassen haben. Bitten Sie die Teilnehmer anschließend wieder aufzustehen und zu versuchen, sich zu setzen, sich aber nicht im psychologischen oder erlebensmäßigen Sinne „niederzulassen". Fragen Sie nach, wie dies von den Teilnehmern empfunden wird.

Fragen Sie nun, ob Ihre Teilnehmer in ihrem Alltag einen Platz haben, an dem sie sich richtig niederlassen können. Dieser Platz muß gefunden und verteidigt werden. Sprechen Sie über die notwendigen Verteidigungsstrategien.

> ! **Wer keinen eigenen, unbestrittenen Platz im Alltag zur Verfügung hat, kann nichts aus der Rückenschule dauerhaft und selbstbewußt umsetzen.**

Theorie und Praxis – Lernziel 2: Stabilisierende Übungen der Wirbelsäule im Stand

Besprechen Sie die Grundprinzipien des Standes. Nutzen Sie dabei auch Übungen im Rahmen der Körperwahrnehmung, um so ein entsprechendes Körpergefühl für die richtige Standbelastung aufzubauen. Lassen Sie wieder Kleingruppen bilden und erteilen Sie unterschiedliche Übungsaufträge.

Wiederholung und Rückmeldung

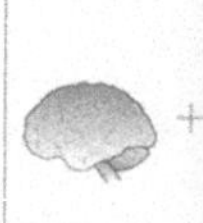

Greifen Sie aus der Kleingruppenarbeit einzelne Beispiele heraus und lassen Sie diese durch die Gruppe vorstellen und demonstrieren. Dabei ist wichtig, daß die Teilnehmer selbständig die entsprechenden Erläuterungen geben. Versuchen Sie, so wenig wie möglich zu korrigieren, sondern machen Sie die Teilnehmer durch geschicktes Fragen (siehe Kapitel „Psychodidaktik") auf die notwendigen Korrekturen aufmerksam. Mit anderen Worten: Schulen Sie den kritischen Blick der Teilnehmer, indem Sie sich als Experte zurückhalten (Hebammenprinzip).

Verankerung in der Alltagssituation
Wählen Sie Arbeitsplatzsituationen im Stehen als Beispiel und veranschaulichen Sie die entstehenden Bewegungsabläufe daran. Erläutern Sie die zum Einsatz kommenden Muskelfunktionsketten und stellen Sie dabei die Verbindung zu den durchgeführten Übungen her, die der Schulung der Muskelgruppen dienten.

Erstellen Sie eine Liste der möglicherweise auftretenden Probleme (eventuell SSB-Technik, siehe S. 92).

Hausaufgaben
Geben Sie bis zur nächsten Stunde je zwei Übungen – für den Sitz und für den Stand – auf, die der Stabilisation dienen. Erteilen Sie den Auftrag, einen unbestrittenen Platz in der eigenen Wohnung und/oder an der Arbeitsstelle herauszufinden. Reduzieren Sie dafür das Hausaufgabenprogramm zur Schulung der Kraftausdauer, denn das Übungsprogramm darf Ihre Teilnehmer nicht überfordern. Der Zeitaufwand, den die Absolvierung der Übungen erfordert, muß in jedem Fall akzeptabel bleiben.

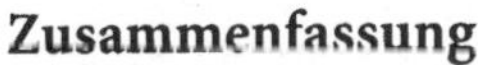

Zusammenfassung
Lassen Sie die erlernten Hausaufgaben nochmals von jeweils zwei Kleingruppen durchführen. Dies dient der Verankerung des Wissens und der Körperwahrnehmung. Achten Sie gegebenenfalls darauf, notwendige Korrekturen zu besprechen.

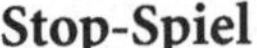

Stop-Spiel
Wie bereits in Teil I empfohlen, sollten Sie am Ende der Stunde gelegentlich ein Stop-Spiel einleiten, wenn sich Ihre Teilnehmer bereits „frei von der Rückenschule“ wähnen. Achten Sie vor allem darauf, daß dieses Spiel von dem notwendigen Humor begleitet wird und nicht zur Beschämung der „erwischten“ Teilnehmer führt. Beenden sollten Sie das Stop-Spiel in jedem Fall mit Lob.

Fünfte krankengymnastische Unterrichtseinheit: Funktion und Kraftausdauer

Rückmeldung und positive Einstimmung

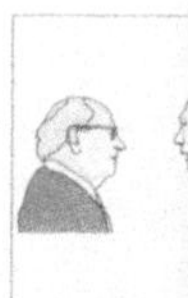

Auch diese Unterrichtseinheit wird eingeleitet mit den Berichten der Teilnehmer über ihre Erfahrungen mit den Hausaufgaben zur Stabilisation. Sie sollten wieder solche Probleme erörtern, die gegebenenfalls bei der Durchführung dieses Programms auftreten. Besprechen Sie diese und suchen Sie gemeinsam nach Lösungsmöglichkeiten.

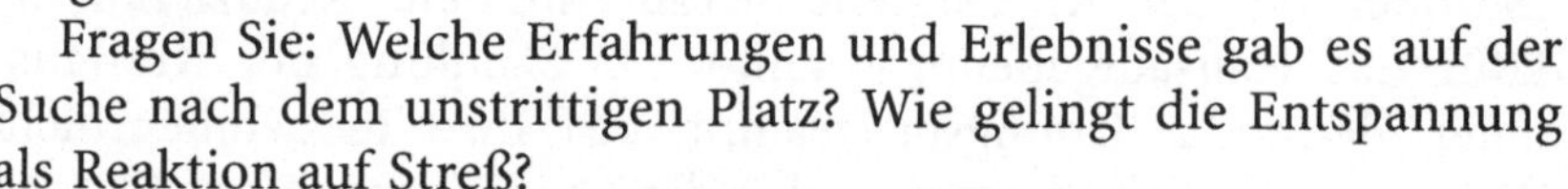

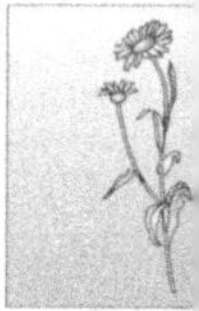

Fragen Sie: Welche Erfahrungen und Erlebnisse gab es auf der Suche nach dem unstrittigen Platz? Wie gelingt die Entspannung als Reaktion auf Streß?

Haben sich die Teilnehmer etwas „Gutes“ gegönnt, weil sie so fleißig ihren Rücken trainieren?

Wiederholung

Wiederholen Sie mit Ihren Teilnehmern gemeinsam die Hausaufgaben zur Stabilisation. Es sollte sichergestellt sein, daß sich mit Hilfe der Wiederholungen, denen im Kurs immer genügend Zeit eingeräumt werden sollte, keine unphysiologischen Belastungen bei den Bewegungsabläufen einschleichen.

Lernziele

Geben Sie die beiden Lernziele dieser Unterrichtseinheit bekannt: Bücken und Heben unter Berücksichtigung der Kraft- und Kraftausdauerschulung und Umsetzen der Bewegungsabläufe in die Alltagspraxis.

Theorie und Praxis – Lernziel 1: Bücken und Heben unter Berücksichtigung der Kraft- und Kraftausdauerschulung

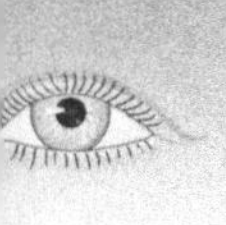

Diese Unterrichtseinheit baut auf den Grundlagen des Bückens und Hebens aus Teil I auf. Vergleichen Sie die Bewegungsabläufe beim vertikalen und horizontalen Bücken. Gleichzeitig sollte im Rahmen der dreidimensionalen Bewegung auch das Heben aus der Bückstellung in der entsprechenden Diagonale besprochen werden. Erläutern Sie dazu wieder die Muskelfunktionsketten. Veranschaulichen Sie dann zunächst das vertikale Bücken. Beziehen Sie einen Teilnehmer in die Demonstration mit ein und lassen Sie die Bewegungsabläufe in der Gruppe wiederholen. Analog wird für das horizontale Bücken und das gleichzeitige Bücken und Heben in der Diagonalen verfahren. Anschließend werden die Bewegungsabläufe in Kleingruppen durchgeführt, wobei jeder einzelne Teilnehmer aktiv die Bewegungsausführung in der Gruppe vorführen soll. Achtung: Fördern Sie die Zusammensetzung neuer Gruppen!

Wiederholung und Rückmeldung
Fordern Sie drei Kleingruppen zur praktischen Demonstration auf. Die erste Gruppe erhält den Auftrag, das vertikale, die zweite, das horizontale Bücken und die dritte, das diagonale Heben vorzuführen. Besprechen Sie die Bewegungsabläufe und die evtl. notwendigen Korrekturen gemeinsam.

Verankerung in der Berufs- und Alltagssituation
Da dieser Teil das Lernziel 2 beinhaltet, können Sie an dieser Stelle mit Ihren Teilnehmern die Grundlagen des Bückens und Hebens in der Alltagssitutation der verschiedenen beruflichen Tätigkeiten besprechen.

Pause

Führen Sie eine kurze Bewegungspause durch. Denken Sie an die unterstützende Wirkung von Musik.

Entspannungsspiel
Geben Sie Ihren Teilnehmern folgende Aufgabe: 30 Sekunden an nichts zu denken (!), alle dennoch auftretenden Gedanken nicht zu bekämpfen, sondern vorbeiziehen zu lassen (am besten bei geschlossenen Augen) und erneut zu versuchen, an nichts zu denken. Wenn dies nur einen Bruchteil der Zeit tatsächlich gelingt, fühlt man sich nicht nur entspannt, sondern erfrischt. Fordern Sie Ihre Teilnehmer auf, dies immer wieder an verschiedenen Orten und zu verschiedenen Zeiten zu versuchen.

Theorie und Praxis – Lernziel 2: Umsetzen der Bewegungsabläufe in die Alltagspraxis

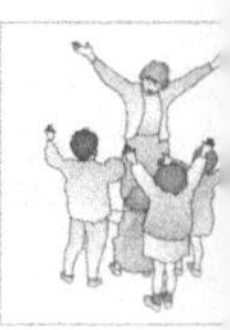

Gehen Sie besonders auf die Bewegungsabläufe des Bückens und Hebens unter Berücksichtigung beruflicher Alltagsbelastung, aber auch der Belastung in Freizeit und Sport ein. Dabei können Sie mit Ihren Teilnehmern – mit entsprechenden Requisiten wie z.B. Wäschekorb, Getränkekasten, Koffer etc. – ein Übungsprogramm im Sinne der Kraftausdauerschulung für die Muskelfunktionsketten einsetzen, die bei diesen Bewegungsausführungen besonders beansprucht werden. Gleiches kann man dann unter Berücksichtigung bestimmter simulierter Bewegungsabläufe auch für freizeitgemäße Sportbelastungen wie z.B. Surfen, Skilaufen, Joggen etc. veranschaulichen.

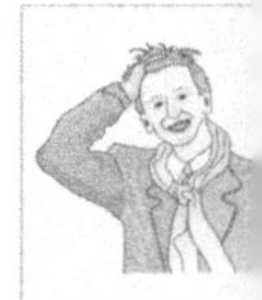

Wiederholung und Rückmeldung
Wiederholen Sie die Lerninhalte, indem Sie jeweils einer Kleingruppe eine spezielle Aufgabe zuteilen und sie auffordern, eine entsprechende Dokumentation unter Einbeziehung von alltagspraktischen Requisiten und somit ein Programm zur Schulung der Kraftausdauer für jeden einzelnen Teilnehmer zu entwickeln.

Verankerung in der Berufs- und Alltagssituation
Kleingruppen sollen jeweils einem Teilnehmer die entsprechenden Bewegungsabläufe unter Bezug auf alltagspraktische Situationen darlegen. Analysieren und besprechen Sie das vorgeführte Programm gemeinsam mit Ihren Kursteilnehmern.

Hausaufgaben
Bezüglich der gymnastischen Übungs- und Trainingseinheiten sollen sich die Teilnehmer diesmal selbst die Hausaufgaben stellen. Fragen Sie jeden einzelnen Teilnehmer, welche Übung für die kommende Woche er als besonders wichtig erachtet. Bestärken Sie ihn in seiner Entscheidung.

Bieten Sie als zusätzliche psychosoziale Hausaufgaben an: 1. andere „zu bewegen" (rückenfreundlich zu werden), 2. gute Argumente oder Erwiderungen gegen Bewegungsfaule oder Spötter zu finden, 3. schnelles gedankliches Umschalten von Arbeit auf Freizeit zu üben (z.B. mit der Übung „30 Sekunden an nichts denken" und mit einem tiefen Ausatmungsseufzer beenden).

Zusammenfassung
Geben Sie spontan Aufträge zur Bewegungsausführung aus allen vorausgegangenen Unterrichtseinheiten. Dabei soll die eine Hälfte der Teilnehmer die Übung ausführen, die andere Hälfte soll kontrollieren und gegebenenfalls Korrekturen durchführen.

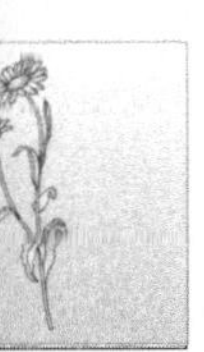

Selbstunterstützung
Fordern Sie Ihre Teilnehmer auf, sich heute nach der Unterrichtsstunde, etwas „Gutes" zu gönnen (siehe Kapitel „Psychodidaktik").

Sechste krankengymnastische Unterrichtseinheit: Dehnungen – ein Muß für die Beweglichkeit

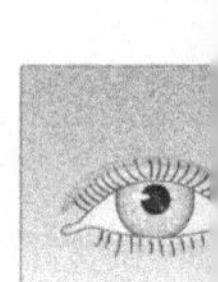

Rückmeldung und positive Einstimmung
Die Teilnehmer berichten zu Beginn über die Fortschritte in ihren eigenbestimmten Übungsprogrammen. Gehen Sie anschließend zur Besprechung der psychosozialen Hausaufgaben über.

Woran erkennen Ihre Teilnehmer, daß sie Fortschritte machen?

In dieser sechsten Unterrichtseinheit sollten Sie mit den Teilnehmern besprechen, ob sie Teil II der Rückenschule abschließen möchten und in der Lage sind, auf der Grundlage Ihres erlernten Hausaufgabenprogramms eine weitere Steigerung der Leistungsfähigkeit zu erreichen. Alternativ dazu können vier weitere Unterrichtseinheiten auf der Grundlage des erreichten Übungsprogramms absolviert werden.

Wiederholung
Wiederholen Sie in diesem Abschnitt nochmals die grundlegenden Prinzipien des Muskelaufbaus unter den Kriterien Kraft, Ausdauer und Koordination.

Lernziele
Geben Sie die beiden Lernziele der sechsten Unterrichtseinheit bekannt: Grundlagen der Dehnungen und Dehnungsübungen – ein absolutes Muß.

Theorie und Praxis – Lernziel 1: Grundlagen der Dehnungen

Erläutern Sie die theoretischen Grundlagen des Dehnens. Gehen Sie auf die Lerninhalte in Teil I ein. Im Mittelpunkt der Vermittlung sollte stehen, daß die Verbesserung der Leistungsfähigkeit auch immer mit einer Verbesserung der Beweglichkeit verbunden sein sollte. Um dieses Ziel zu erreichen, sind Dehnungsübungen unabdingbar notwendig. Zeigen Sie die Muskelfunktionsketten auf, die primär dafür verantwortlich sind, daß bei Verkürzungen eine aufrechte Körperhaltung verhindert wird, wie z.B. Innenrotatoren des Schultergelenks, Hüftbeugemuskulatur etc. Demonstrieren Sie dann Ihren Teilnehmern den jeweiligen Test für die zu ermittelnden Muskelgruppen. Lassen Sie Kleingruppen bilden. In den Kleingruppen soll an jedem einzelnen Teilnehmer der Test durchführt und dokumentiert werden.

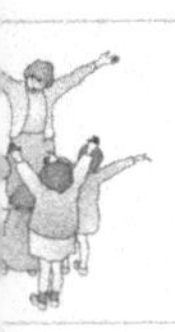

Wiederholung und Rückmeldung

Die Kleingruppen stellen jeweils am Beispiel eines Teilnehmers das dokumentierte Testergebnis vor. Dabei gehen Sie als Kursleiter nochmals auf die Funktion der Muskelgruppen ein und erläutern die Notwendigkeit der physiologischen Dehnungsfähigkeit in bezug auf das Einnehmen einer aufrechten Körperhaltung.

Verankerung in der Berufs- und Alltagssituation

Lassen Sie sich von einzelnen Teilnehmern ihre individuelle Arbeitsplatzsituation aufzeigen. Gehen Sie bei dieser Demonstration besonders auf Ausgangsstellungen ein, die in ganz bestimmten Muskelgruppen zu Muskelverkürzungen führen können. Zeigen Sie vor allem Korrekturen, die durch einfache Veränderungen der Arbeitsplatzsituation (z.B. Benutzung eines Sitzkeiles, Stehpult, angeschrägter Schreibtisch etc.) die Haltungsposition ohne Verkürzung der entsprechenden Muskelgruppen unterstützen. Besprechen Sie an dieser Stelle auch die entspannten und gemütlichen Sitzpositionen in der Freizeit (z.B. den Fernsehsessel oder den vermeintlich gemütlichen Liegestuhl). Erläutern Sie die entsprechenden Haltungspositionen und die dabei auftretenden Verkürzungen bestimmter Muskelgruppen.

Berücksichtigen Sie unbedingt die psychosozialen Besonderheiten, wie berufliche und häusliche Atmosphäre, Kollegialität, soziales Netz bzw. private Probleme, Termindruck, Hektik, Belastungen oder Überforderungen usw. *Das Gelernte kann nicht dauerhaft ausgeübt* werden, wenn starke psychosoziale Hindernisse vorhanden sind. Wenn Sie Teilnehmer mit schweren psychosozialen Problemen haben, sollten Sie einen Psychologen hinzuziehen.

Pause

Führen Sie eine entsprechende Bewegungspause durch und schalten Sie an dieser Stelle wieder einmal Entspannungsübungen ein (vielleicht „mit einem Gedanken tausend unnütze verdrängen“ oder „30 Sekunden an nichts denken“?).

Was ich noch sagen wollte
Ermuntern Sie Ihre Teilnehmer, in den nächsten 10 Minuten alles zu sagen, was sie in bezug auf die Rückenschule noch bewegt und noch nicht gesagt haben.

Theorie und Praxis – Lernziel 2: Dehnungsübungen – ein absolutes Muß

In diesem Abschnitt sollten Sie die entsprechenden Dehnungsübungen vermitteln, die zur Dehnung der einzelnen Muskelfunktionsketten notwendig sind. Greifen Sie dabei auf das entsprechende Unterrichtsmaterial aus Teil I zurück und ergänzen oder verändern Sie gegebenenfalls einzelne Übungen, um einen Gewohnheitseffekt zu vermeiden. Fragen Sie die Teilnehmer, wer die aus dem Begleitmaterial der Broschüre „Gesund im Kreuz“ entnommenen Dehnungsübungen in der Zwischenzeit kontinuierlich und konsequent durchgeführt hat. Loben Sie die Teilnehmer, die ein solches Programm durchgeführt haben und lassen Sie sich über ihre Erfahrungen berichten.

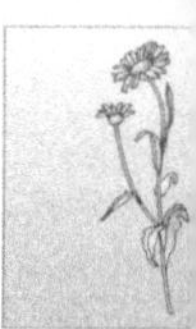

Wiederholung und Rückmeldung
Die Wiederholung sollte wieder in Kleingruppen durchgeführt werden, wobei jede einzelne Gruppe eine bestimmte Aufgabenstellung erhält. Diese Aufgabenstellung soll die einzelne Gruppe dann im Anschluß jeweils am Beispiel eines Teilnehmers darlegen. Zur Demonstration gehört auch die Analyse der Beweglichkeit und die Korrektur der einzelnen Übungen durch die Kleingruppe selbst. Greifen Sie nur ein, falls es notwendig sein sollte.

Verankerung in der Berufs- und Alltagssituation
Greifen Sie zwei bis drei Übungen zur Dehnung heraus, die – ohne großen zeitlichen und räumlichen Aufwand – jederzeit in der beruflichen Alltagssituation in Form einer Bewegungspause durchgeführt werden können.

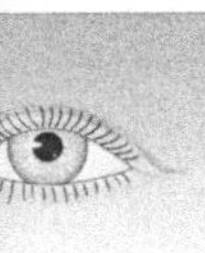

Hausaufgaben

Ihre Teilnehmer sollen ihr ganz individuelles Übungsprogramm für das nächste halbe Jahr zusammenstellen. Dies sollte auch dann geschehen, wenn alle Teilnehmer sich für die weiteren vier Unterrichtsstunden angemeldet haben. Ergänzen Sie unter Umständen oder modifizieren Sie in vorsichtiger Weise.

Die Teilnehmer sollen anschließend eine Widerstandsliste anlegen, auf der ihre persönlichen Lieblingsausreden verzeichnet werden, mit denen sie sich im Alltag hindern, für ihre Gesundheit Verantwortung zu tragen.

Zusammenfassung

Veranschaulichen Sie noch einmal an einem Teilnehmer das Hausaufgabenprogramm, um über die Wiederholung den Lerneffekt zu verbessern.

Selbstunterstützung

Fordern Sie Ihre Teilnehmer auf, sich heute nach der Unterrichtsstunde, etwas „Gutes" zu gönnen.

Nachbesprechung

Besprechen Sie nach dieser Unterrichtseinheit mit den Teilnehmern die Möglichkeit, dieses Programm in vier zusätzlichen Unterrichtseinheiten weiterzuführen. Nennen Sie dazu auch genaue Termine, damit jeder Teilnehmer – und gegebenenfalls dessen Partner (!) – eine konkrete Entscheidung treffen kann. Das erweiterte Angebot soll dazu dienen, die in den sechs Unterrichtseinheiten erlernten Übungen auf der Grundlage der durchgeführten Dokumentation weiter aufzubauen. Parallel dazu sollte immer darauf geachtet werden, die Leistungsfähigkeit im Sinne der Kraftausdauerschulung und der verbesserten Dehnungsfähigkeit mit zu berücksichtigen. Die vier Unterrichtseinheiten sollten sowohl den Einsatz des Übungsprogramms als auch die entsprechende Umsetzung des Hausaufgabenprogramms kontinuierlich fortführen. Die Dokumentation spielt weiter eine entscheidende Rolle, weil der Teilnehmer damit seine Fortschritte selbst nachvollziehen kann. Mitunter ist es sinnvoll, die eingesetzten Hilfsmittel z.B. durch ein Theraband, Expander oder Kleinhanteln zu ergänzen.

Teil III: Psychodidaktik in der Rückenschule

Einleitung

In der Rückenschule muß intensive Motivationsarbeit geleistet werden. Die Teilnehmer müssen zu wirbelsäulenfreundlichen Verhaltensweisen bewegt werden, nachdem sie wirbelsäulenfeindliche Haltungs- und Verhaltensweisen erkannt haben. Zum Programm der Rückenschule gehören

- das Schärfen der Sinne für die Bewegungsabläufe unter verschiedenen Bedingungen (seelischen und Umweltbedingungen),
- aufklärende Informationen und praktische Hilfestellungen für das Erlernen angemessener Haltungs- und Verhaltensweisen und
- Ratschläge und Hilfen für das Weitertragen des Gelernten in den Alltag sowie
- die Motivierung der Teilnehmer.

Die Anregungen müssen so weit gehen, daß sich die Teilnehmer nach Abschluß der Rückenschule immer wieder selbst motivieren können, das Richtige zu tun und das Schädliche zu lassen, auch wenn Bequemlichkeit, Streß, Hektik, Alltagsfrustrationen und Lasten oder Schmerz die wiedergewonnene Beweglichkeit einzuengen beginnen.

Ohne Motivation zur Selbstinitiative scheitert das präventive Konzept der Rückenschule. Soll die Rückenschule nicht zu einer Show für konsumierende Teilnehmer degradiert werden, muß der

Kursleiter wissen, wie er mit den Teilnehmern interagieren muß, um deren Eigeninitiative zu wecken und zu fördern. Das heißt aber ganz konkret, daß die Vermittlung des gesamten, orthopädischen und physiotherapeutischen Rückenschulwissens an zweiter Stelle hinter dem wichtigsten Präventionsziel steht: der Eigenverantwortung. Lieber weniger Informationen und Übungen vermitteln, dafür jedoch das Engagement der Teilnehmer fördern! Das gesamte Programm des Münchner Manuals muß also nicht um jeden Preis vermittelt werden.

Grundprinzipien der Verhaltensänderung

Die folgenden Ausführungen sollen Ihre Sinne schärfen für die Lernprozesse in der Rückenschule und Ihnen helfen, das Lernen effektiv zu steuern.

Schulung der Körpersensibilität

Schulung der Körperwahrnehmung:

- Förderung der Kontrast- oder Diskrepanzwahrnehmung,
- Verwendung von Kontrastmaterialien,
- Training der Selbst- und Fremdwahrnehmung,
- Vermittlung des Entspannungs-/Anspannungszyklus,
- Gestaltung einer schamfreien Gruppenatmosphäre.

Körperhaltung und Körperbewegungen werden meist nicht bewußt wahrgenommen, die Aufmerksamkeit richtet sich erst dann auf den Körper, wenn etwas nicht mehr stimmt. Aber auch dann bleibt oft unklar, was und wo etwas nicht stimmt. Viele von uns haben zu manchen Körperteilen keinen oder nur geringen Bezug. Diese Körperteile sind in unserer Wahrnehmung und in unserer Erinnerung unterrepräsentiert. Der Blick der Rückenschulteilnehmer muß daher von Beginn an nach innen gerichtet werden, um die eigene Haltung mit den entsprechend beanspruchten Körperteilen zu erspüren. Erst wenn sie ihre Haltungen und Bewegungen „leibhaftig" erleben können, können sie lernen, diese zu korrigieren. Sie lernen durch die verbesserte Körperwahrnehmung vor allem immer schneller und damit rechtzeitig zu korrigieren, bevor der Schmerz die Einschränkung signalisiert.

Bei vielen Menschen liegen die Wahrnehmungsfähigkeiten für das Innere (für die körperlichen wie auch für die seelischen Vorgänge) brach.

Eine weitere Besonderheit unserer Wahrnehmung kommt hinzu: Wir können immer nur „in Bezug zu etwas" wahrnehmen. Um z.B. die Farbe Schwarz als schwarz zu erkennen, brauchen wir eine Kontrasterfahrung (z.B. weiß). Um Entspannung wahrzunehmen, brauchen wir das Kontrasterlebnis Anspannung usw. Durch Kontrastwahrnehmung in der Rückenschule entwickelt sich die Fähigkeit zum präzisen und zum schnellen Wahrnehmen. Lassen Sie möglichst viele Kontrastwahrnehmungserfahrungen machen. Verwenden Sie zur Sensibilisierung z.B. Materialien, die sich in ihrer Beschaffenheit unterscheiden. Rückenkontakt mit dem Massage-Igel, dem Softball, dem Tennisball, der Zimmerwand, dem Holzstab und dem Rücken verschiedener Teilnehmer sorgt für eine differenzierte Wahrnehmung. Aus diesem Grunde ist auch das progressive Muskelrelaxationstraining (PM) von Jacobson für die Rückenschule so hilf- und erfolgreich, PM sorgt durch abwechselndes Anspannen und Entspannen der verschiedenen Muskelgruppen für Kontrastwahrnehmung. Die Sensibilität zur Unterscheidung von Anspannung und Entspannung wird dadurch erhöht. Nach ausreichender Übung können die Teilnehmer bereits auf beginnende Anspannungen in Nacken, Rücken, Becken oder Beinen mit korrigierender Entspannung antworten. PM dient in der Rückenschule primär der Wahrnehmungsschulung und nicht der Schaffung einer entspannten und wohligen Atmosphäre!

Oftmals muß ein Umweg über die Außenwahrnehmung beschritten werden. Schärfung der Sinne nach außen durch scham- und kritikfreie Beobachtung der Haltungen und Bewegungen anderer Teilnehmer kann auch die Innenwahrnehmung entwickeln helfen. Die Fremdbeobachtung, d.h. die Beobachtung anderer Teilnehmer in der Gruppe oder in den Kleingruppen muß schamfrei sein. Scham ist ein sehr unangenehmes Gefühl mit der Verhaltenstendenz, sich zu verstecken. Der Teilnehmer, der sich innerlich zurückzieht (sich versteckt) ist passiv, läßt nichts mehr an sich „ran" und kann daher nicht mehr von der Rückenschule profitieren. Damit keine Scham entsteht, muß der Rückenschullehrer sich selbst als realistisches Modell einbringen (siehe unten).

Wecken und Fördern von Eigeninitiative

Wie kann zur Eigenmotivation angeregt werden in einem Gesundheitswesen, das sich nur schwer von der selbstgeschaffenen „Vollkaskomentalität" wieder verabschieden kann? Als Experten für Gesundheit sind wir der Ansicht, daß unsere Teilnehmer oder noch mehr unsere Patienten alles tun werden, um ihre Gesundheit zu erhalten oder wiederzugewinnen, wenn wir ihnen die richtigen Ratschläge geben. Diese Einstellung erweist sich in der Praxis jedoch als illusionär. Auf die Gesundheit wird oft erst dann geachtet, wenn sie bereits verlorengegangen ist, und sie wird erneut mißachtet, wenn sie wieder hergestellt worden ist. Gesundheit wird wiederhergestellt, d.h. die Beteiligung des Teilnehmers oder des Patienten ist minimal, die Anforderung, die er an die Gesundheitsexperten stellt, dagegen sehr hoch. Dieses Problem wird mit dem Begriff „Compliance" (Grad der Befolgung gesundheitsrelevanter Anweisungen) bezeichnet. Die Compliance wird mit zunehmender Anstrengung, mit zunehmender Zeitdauer einer Behandlung, eines Trainings usw. immer geringer. Am seltensten werden gesundheitliche Ratschläge bei Problemen befolgt, die durch den Lebensstil mitbedingt sind. Mit der Befolgung der Gesundheitsanweisungen müßten nämlich auch der Lebensstil und die Alltagsroutine geändert werden. Bei Haltungs- und Bewegungskorrekturen handelt es sich um *Lebensstiländerungen,* denn der Körper hat eine Geschichte, gegen die die Rückenschule ankämpfen muß.

Die wissenschaftlichen Untersuchungen zur Compliance zeigen, welche Faktoren die Bereitschaft, Korrekturen vorzunehmen und zur Übernahme von Verantwortung für die eigene Gesundheit erhöhen: Den entscheidenden Anteil – läßt man die Persönlichkeitsfaktoren des Teilnehmers/Patienten und des Experten weg – haben die Art und Weise, wie das Expertenwissen vermittelt wird, und die Atmosphäre, in der diese Vermittlung erfolgt. Anders ausgedrückt: Die Zufriedenheit des Teilnehmers/Patienten mit der zwischenmenschlichen Kommunikation bestimmt den Grad der Befolgung und des Eigenengagements.

Eigeninitiative und Gesundheitsverantwortung kann man nicht anordnen („Sie müssen etwas für sich tun"; „Ich kann Ihnen nur die Hilfen geben, machen müssen Sie es"). Eigenverantwortung und Initiative anordnen ist eine paradoxe Instruktion, wie z.B. „Sei spontan“ oder „Tue doch nicht immer das, was ich Dir sage“.

Auch Angst ist ein denkbar schlechter Motivator („Wenn Sie nichts für sich tun wollen, bleibt Ihnen eine Operation später nicht erspart“). Außerdem ist Angst, wenn sie zu intensiv wird, ein derartig unangenehmes Ereignis, das jeder zu verdrängen versucht. Die einfachste Art, Angst zu verdrängen, ist, die Gründe für die Angst (Diagnose, erlebte oder angedrohte Einschränkungen, Gefahren für die Gesundheit) zu bagatellisieren und die Experten (Orthopäden, Krankengymnasten) sowie deren Wissen abzuwerten. Damit verschwindet gleichzeitig die ursprüngliche Antriebskraft von Angst, nämlich eine Veränderung herbeizuführen. Angst kann nur in begründeten Fällen, z.B. bei vollkommener Uneinsichtigkeit des Patienten, als Motivator eingesetzt wirken und das auch nur für sehr kurze Zeit. Wird nicht bald eine bessere Strategie gefunden, schwindet der Antrieb, etwas zu ändern.

Statt dessen muß eine Lernatmosphäre geschaffen werden, in der fast unbemerkt die Eigeninitiative und Eigenverantwortung wachsen kann. Dies gelingt nur durch eine geschickte *psychologische* Didaktik, die sich stark von einer *pädagogischen* Didaktik unterscheidet.

Gestaltung der Lernatmosphäre zur Förderung von Eigeninitiative:

- der Experte als Partner,
- der Rückenschullehrer als realistisches Modell,
- die SSB-Technik als Mittel gemeinsamer Problemlösung,
- das dialogische Prinzip oder die Kunst der dialogischen Fragestellung,
- die Arbeit mit Bildern als innere Verankerung der Motivation,
- die Hausaufgabengestaltung zur Förderung der Eigeninitiative und Eigenverantwortung,
- Fremdlob und Selbstlob,
- Steuerung der Gruppendynamik,
- Fortbildung in Psychodidaktik.

Der Experte als Partner

Der Rückenschullehrer muß sich in der Rückenschule zugunsten der Teilnehmer zurückhalten. Anstatt lange zu monologisieren und zu demonstrieren, wie viel er weiß (siehe hierzu das Kapitel über die zehn fatalen Fehler des Rückenschullehrers), muß er versuchen, die Teilnehmer zu aktiver Mitarbeit zu bewegen. Er muß mit ihnen ins Gespräch kommen und diesen Dialog, auch zwischen den Teilnehmern selbst, fördern. Der kooperative Rückenschullehrer versichert sich stets der Zustimmung seiner Teilnehmer; er bittet ständig um Rückmeldung, Zustimmung oder Widerspruch. Widersprüche oder Widerstand von „Besserwissern“ oder „Unabhängigkeit demonstrierenden Teilnehmern“ muß er ertragen können. Die Teilnehmer dürfen sich selbst Optionen, Wahlmöglichkeiten schaffen (z.B. bei der Hausaufgabenstellung). Der Rückenschullehrer unterstützt jede Eigeninitiative. Diese partnerschaftliche Leitung einer Gruppe klingt sehr einfach, wird aber schnell bedroht, wenn Teilnehmer die Autorität des Rückenschullehrers in Frage stellen. Dann kann es dem Rückenschullehrer leicht passieren, daß er sich auf seine Führungsrolle besinnt, sein gesamtes Wissen mit der Macht seines Berufsstandes präsentiert und damit das gruppendynamische Gefüge belastet. Leider ist das kontraproduktiv für das Ziel der Förderung von Verantwortung für die eigene Gesundheit.

Ebenso verführerisch ist es, auf Fragen hin sofort Ratschläge zu geben. Statt dessen kann der Rückenschullehrer durch geschicktes Fragen dem Teilnehmer helfen – eventuell mit etwas Hilfestellung –, selbständig Lösungen zu finden. Der Rückenschullehrer fungiert gleichsam als Hebamme, indem er den Teilnehmern im Dialog hilft, sich selbst zu unterstützen („Was haben Sie schon versucht?“; „Was, glauben Sie, könnte ein guter Weg, eine gute Übung sein?“).

Der Rückenschullehrer als realistisches Modell

Jeder Teilnehmer ertappt irgendwann seinen Rückenschullehrer bei einer unphysiologischen Haltungs- und Verhaltensweise. Gehen Sie lieber gleich in die Offensive. Erklären Sie den Teilnehmern, daß es nicht – selbst Ihnen – gelingen kann, sich immer rückenfreundlich zu verhalten. Die Teilnehmer müßten vor allem lernen, aufmerksam zu sein und *dauerhafte* Fehlhaltungen zu vermeiden. Fordern Sie die Teilnehmer auf, Sie darauf aufmerksam zu machen, wenn Sie selbst eine falsche Haltung einnehmen. Macht dies im Laufe der Rückenschule niemand, dann provozieren Sie die Teilnehmer dazu („Merkt denn niemand, wie ich sitze?"). Werden Sie auf Ihre fehlerhaften Verhaltensweisen aufmerksam gemacht, so sollten Sie natürlich („danke für den Hinweis" und „wie ist es besser?") und nicht beschämt reagieren. Auf diese Weise gelingt es Ihnen auch, daß bei der Wahrnehmungsschulung Ihrer Teilnehmer, insbesondere bei der Beobachtung der anderen Teilnehmer während der Übungen, keine Scham entsteht.

Die SSB-Technik als Mittel gemeinsamer Problemlösung
Zuerst werden die Probleme nur gesammelt (erstes S) und an die Flipchart, Tafel oder auf ein Blatt notiert. Anschließend gilt es, die Probleme zu strukturieren (zweites S) und dazu nach Oberbegriffen bzw. Gemeinsamkeiten zu suchen. Im dritten Schritt wird dann eine Bewertung (B) der Probleme und des jeweiligen Schwierigkeitsgrades angestrebt. Die Teilnehmer erhalten somit einen einprägsamen Überblick über die verschiedenen Hindernisse, die bei der Umsetzung des Rückenschulwissens in den Alltag aufgetreten sind. Eine optische Darstellung der Problemgruppen ist für das „Merken und Erinnern" günstiger als die ausschließlich verbale Diskussion.

Auf dieselbe Weise werden auch die Problem*lösungen* ermittelt. Zuerst werden Lösungsvorschläge (so verrückt sie auch sein mögen) ohne Bewertung gesammelt und anschließend zum besseren Überblick in Kategorien zusammengefaßt (strukturiert). Erst danach erfolgt eine Bewertung über ihre Praktikabilität.

Mit der SSB-Technik wird verhindert, daß Teilnehmer jeden Lösungsversuch sofort ablehnen, weil sie ihn für impraktikabel halten. Wer sofort die Umsetzbarkeit des Lösungsvorschlags überprüft, demotiviert sich selbst und beteiligt sich nicht mehr aktiv an der Suche nach weiteren Lösungen. Der Teilnehmer zieht sich auf eine Kommunikationsstrategie zurück, die man als „Ja-aber-Technik" bezeichnen kann und die jeden Vorschlag entkräftet. Die Förderung der Eigeninitiative wird somit blockiert.

Das dialogische Prinzip oder die Kunst der dialogischen Fragestellung
Offene Fragen und Bitten fördern den Dialog und damit die Beteiligung der Teilnehmer. Geschlossene Fragen haben dagegen

nur einen Sinn, wenn Sie ganz spezifische Informationen für die Planung weiterer Schritte benötigen (z.B. „Traten die Lähmungserscheinungen im Bein letzte Woche wieder auf?").

Offene Fragen und Bitten
Offene Fragen erfordern offene Antworten bzw. bieten viele Antwortmöglichkeiten. Jeder Teilnehmer formuliert seine individuelle Antwort, z.B. auf folgende Fragen: „Welche Erfahrungen machten Sie mit den Hausaufgaben?"; „Erzählen Sie mir bitte, was Ihnen schon gut gelingt und was Ihnen noch nicht gelingt?"; „Wie äußern sich Ihre Schmerzen?"; „Was bedeuten Ihre Schmerzen für Ihr Familienleben?".

Fragen Sie aber keinesfalls: „Haben Sie die Hausaufgaben gemacht?" oder „Ist Ihre Familie nicht besorgt?". Diese Fragen lassen nur *eine* bestimmte Antwort zu. Zusätzlich erzeugen Sie bei dem Teilnehmer einen Rechtfertigungsdruck! Ähnlich problematisch ist die Frage „Warum", die wiederum neue Warums erzeugt. Oft muß sich ein Teilnehmer vor der Gruppe rechtfertigen, warum er etwas nicht getan hat oder ihm etwas nicht gelungen ist. Er fühlt sich von dieser Frage angegriffen und meint, sich verteidigen zu müssen. Ihnen als Rückenschullehrer kann es übrigens genauso ergehen, wenn die Teilnehmer nach dem Sinn Ihrer Vorschläge fragen. Versuchen Sie nicht, sich mit Hilfe Ihrer Autorität oder Ihres Wissens zu rechtfertigen. Arbeiten Sie statt dessen an den zugrundeliegenden Schwierigkeiten (der Umsetzung, des Verstehens usw.) und suchen Sie nach einem allseits akzeptablen Vorschlag.

Geschlossene und gezielte Fragen
Die Fragenart sollte in der Rückenschule nur einen geringen Stellenwert haben. Die Antwort ist bei einer geschlossenen Fragestellung bereits in der Frage enthalten (z.B. „Haben Sie links Schmerzen?" – „Nein!"; „Haben Sie rechts Schmerzen?" – „Nein!"; „Haben Sie im LWS-Bereich Beschwerden?" – „Nein!"; „Wissen Sie, was LWS ist?" – „Nein!").

Dichotome Fragen
Dichotome Fragen sind im Prinzip noch ineffektiver und bedenklicher als geschlossene Fragen. Dichothome Fragen reduzieren die Antwortmöglichkeiten auf zwei Alternativen: „Sind die Kopfschmerzen auf einen bestimmten Teil begrenzt oder über den

ganzen Kopf verteilt?". Eine andere Möglichkeit des Schmerzerlebens wird nicht bedacht, die Antwort des Teilnehmers oder Patienten kann somit falsch sein. Die falsche Antwort wurde aber durch die suggestive Art zu fragen selbst provoziert.

Indirekte Fragen
Indirekte Fragen sind geeignet, Bereiche anzusprechen, zu denen sich eine Person nur ungern äußert. Man muß diese Bereiche u.U. ansprechen, um die Kooperation und die Eigeninitiative zu fördern. Eine kurze einleitende und persönliche Bemerkung des Rückenschullehrers erleichtert das Antworten: „Ich versuche mir vorzustellen, was Sie empfinden, wenn Sie nach Hause kommen und sich nicht entspannen können, obwohl Sie sich das vorgenommen haben", „Ich verstehe, daß es Ihnen nicht leicht fällt, über Ihren rückenfeindlichen Arbeitsplatz (Kollegen, Partner usw.) zu sprechen, aber vielleicht...".

Die Art und Weise, *wie* Sie fragen bestimmt, ob eine Lernatmosphäre entsteht, die Eigeninitiative und Gesundheitsverantwortung gedeihen läßt. Nicht pädagogischer Gehorsam ist das Ziel, sondern die Mündigkeit und Eigenverantwortung des Teilnehmers. Denken Sie an die Macht des Wortes: Es kann verletzen, deprimieren, irritieren, verunsichern oder aber ermuntern, motivieren, bestätigen und fördern.

Die Arbeit mit Bildern als innere Verankerung der Motivation
Ganzheitliches Lernen ist jedem rein verbalen Lernen überlegen. Es gilt, möglichst viele Aspekte des menschlichen Erlebens in der Rückenschule anzusprechen, besonders die Sinnesmodalitäten: das Verhalten, die zwischenmenschlichen Beziehungen und die Psyche. Phantasiebilder können eine entscheidende verhaltenssteuernde Bedeutung haben. Überlegen Sie selbst einmal, wie innere Bilder, Vorstellungen, Träume u.ä. Ihr Verhalten beeinflussen. Aus der eigenen Vorstellungskraft Bilder zu entwickeln, ist eine beliebte kreative und effektive Methode in der Psychologie, die dabei helfen kann, Motivation zu fördern und Verhalten zu ändern. Führen Sie folgende „Vorstellungsübung" durch:

- Schließen Sie die Augen. Legen Sie die Hand über Ihre Kleider im Lendenbereich. Fühlen Sie den Stoff – ist er rauh, weich, glatt, warm, kalt?

- Jetzt wandern Sie in Ihren Gedanken mit Ihrer Hand unter Ihre Kleider und versuchen Sie Ihre Haut zu spüren. Wie fühlt sie sich an? Sanft, Warm? Ich bin gespannt, ab wann Sie spüren, daß Ihre Haut anfängt vor Wärme zu prickeln. Das Prickeln zeigt, daß Ihre Haut, Ihre Muskeln stärker durchblutet werden. Wenn dies nicht gleich gelingt, ist das kein Grund zur Sorge. Machen Sie weiter, ohne sich anzustrengen. Irgendeinmal wird sich die Empfindung einstellen.
- Ihre Hand wandert in Ihrer Vorstellung jetzt weiter zur Wirbelsäule. Versuchen Sie vorsichtig, ganz zart die Teile der Lendenwirbelsäule zu fühlen: die Gelenke, die ineinander übergehen – stabil wie die Wirbelsäule ist – und doch biegsam – beugsam – und doch unterstützend.
- Versuchen Sie nun fester, die Wirbelsäule mit den Fingern zu ertasten. Mit welchen Fingern können Sie die Wirbelsäule am besten erfühlen? Manche Finger sind sensibler als andere.
- Umfassen Sie jetzt in der Vorstellung die Wirbelsäule mit Ihrer ganzen Hand. – Sie haben sie in Ihrer Vorstellung jetzt fanz fest in der Hand. Fühlen Sie genau, wie stark Ihre Wirbelsäule ist, und doch – wie beugsam und anpassungsfähig.
- Sie haben Ihre Wirbelsäule in Ihrer Hand – Sie haben es auch in der Hand, wie sich Ihre Wirbelsäule in Zukunft anfühlt, wie stark, wie biegsam, wie flexibel sie bleibt – morgen – übermorgen – die nächste Woche – den nächsten Monat – die nächsten Monate. Monat für Monat, Jahr für Jahr. Sie können Ihre Wirbelsäule unterstützen, wie jetzt mit Ihrer Hand – Sie können sie stabilisieren, im Gleichgewicht halten.
- Ziehen Sie nun in Gedanken Ihre Hand langsam zurück zu den Muskeln, die die Wirbelsäule umgeben. Tasten Sie Ihre Muskeln im Gedanken ab, wie sie von der Wirbelsäule wegführen. Spüren Sie, wie die Muskeln mit der Wirbelsäule zusammenhängen. Was ist die Funktion dieser Muskeln? Was sind ihre Aufgaben? Welche Nahrung brauchen Muskeln, um zu funktionieren? Wie können Sie Ihren Muskeln bei der Aufgabenbewältigung helfen?
- Wollen Sie Ihren Muskeln helfen, kräftig, elastisch, flexibel zu bleiben? Wollen Sie, daß sich Ihre Muskeln schnell anspannen und noch schneller entspannen können? Heute – morgen – auch übermorgen – auch in einer Woche – in einem Monat – Monat für Monat – Jahr für Jahr?

- Nehmen Sie in Ihrer Vorstellung vorsichtig Ihre Hand zurück auf Ihre Kleider. Streichen Sie Ihre Kleider am Lendenbereich glatt. Nehmen Sie Ihre Hand jetzt weg von Ihrem Körper und stellen Sie sich vor, Sie würden einen Vertrag mit sich machen und mit der Hand unterschreiben, die jetzt gerade in einen so intensiven, wunderbaren Kontakt mit Ihrer Wirbelsäule, Ihren Muskeln getreten ist.

Der Vertrag lautet:

- Damit wir konfliktfrei miteinander leben können, verspreche ich – ja, verpflichte ich mich – jeden Tag fünf mal fünf Minuten an Dich – meine Wirbelsäule, an Euch – meine Muskeln, eigentlich an mich selbst zu denken und für Deine – ja, eigentlich meine Haltung, meine Stärke, meine Flexibilität, meine Entspannung zu sorgen.
- Bekräftigen Sie mit zwei entspannenden Atemzügen Ihre Vereinbarung mit sich selbst – Öffnen Sie die Augen.

Im Anschluß kann eine kurze Diskussion über die Empfindungen bzw. über die Probleme bei der Vorstellungsübung folgen.

Die Hausaufgabengestaltung zur Förderung der Eigeninitiative und Eigenverantwortung

Die „echte" Prävention von Rückenleiden findet zwischen den offiziellen Rückenschulstunden und nach ihrer Beendigung statt. Indem der Rückenschullehrer den Teilnehmern Aufgaben mit nach Hause gibt, regt er zum selbständigen Weitermachen an. Der Teilnehmer wird im Alltag sein eigener „Rückenmanager". Damit Hausaufgaben aber die Eigeninitiative stimulieren, müssen einige der nachfolgenden Bedingungen erfüllt sein:

- Die Hausaufgaben beziehen sich auf den Lernstoff der vorangegangenen Unterrichtseinheit. Zum Beispiel werden am Ende der ersten Rückenschulstunde vorwiegend Aufgaben zur Schulung der Körperwahrnehmung angeboten.
  Drei Aufgabentypen können unterschieden werden:
  a) Beobachtungsaufgaben: Hier wird die Körperwahrnehmung geschult.

b) Experimentelle Aufgaben: Die Übungen beziehen sich auf die Haltung bestimmter Alltagssituationen, der Teilnehmer wird zunehmend gefordert, seine Fehlverhaltensweisen zu korrigieren.
c) Aufgaben mit Veränderungszielen: Hier werden klar Verhaltensinstruktionen zu Veränderungen der Alltagsgewohnheiten gegeben, wie z.B. Einführung von Bewegungspausen, Aufforderung zu sportlichen Tätigkeiten, Entspannung, Verbesserung der Beweglichkeit und Flexibilität.

- Die Instruktionen für die Hausaufgaben beziehen sich vorwiegend auf das Verhalten. Der Teilnehmer braucht eine konkrete Verhaltensbeschreibung, damit keine Mißverständnisse und Fehlinterpretationen entstehen.
- Hausaufgaben dürfen nicht zu anstrengend sein oder zuviel Zeit benötigen. Andererseits sollten die Aufgaben die Teilnehmer nicht unterfordern.
- Machen Sie exakte Angaben, wie häufig und an welchen Orten die Aufgaben ausgeführt werden sollen.
- Bitten Sie die Teilnehmer, die Hausaufgaben schriftlich zu notieren.
- Zu jeder Hausaufgabenstellung gehört auch eine Analyse der Hindernisse, die einer Umsetzung im Alltag im Wege stehen. Vorschläge zur Beseitigung der Hindernisse sollten gemeinsam erarbeitet werden. Auch hier ist eine schriftliche Notiz hilfreich.
- Demonstrieren Sie die präventive Bedeutung von Hausaufgaben, indem Sie sich zu Beginn jeder Rückenschulstunde über die Erfahrungen mit den Aufgaben berichten lassen („Wie war es?"; „Welche Erfahrungen haben Sie gemacht?"). Aber auf keinen Fall dürfen Sie fragen „Haben Sie die Aufgaben gemacht?". Dies kann zu Konflikten zwischen Lehrer und Schülern führen, die das Gefühl haben, sich rechtfertigen zu müssen, und die Eigenverantwortung untergraben.
- Die Hausaufgabenbesprechung ist wichtiger als eine vollständige Vermittlung des Unterrichtsstoffes! Lassen Sie sich bei der Besprechung Zeit.
- Beziehen Sie im Laufe des Kurses die Teilnehmer bei der Formulierung der Hausaufgaben mit ein. Ermuntern Sie jeden Teilnehmer, sich selbst seine ganz persönliche Hausaufgabe zu stellen.
- Zum Abschluß der Rückenschule sollte jeder Teilnehmer in der Lage sein, sich ein individuelles Programm für die nächsten

sechs Monate zusammenzustellen. Regen Sie dazu an und machen Sie ergänzende Vorschläge.

- Besteht die Gefahr, daß die Präventionsbemühungen wegen Schmerzen nicht weitergeführt werden können, sollten Sie prophylaktisch ein „Heimprogramm für meinen Rücken" erarbeiten. Eine Anregung dazu gibt nachstehende Übersicht.

Tabelle 1: Heimprogramm bei Rückenschmerzen

Tägliches Programm

1. Nach Aktivität folgt Ruhe
2. Steigerung der Aktivität/Gymnastik um je zwei Minuten pro Woche
3. Spazierengehen
4. Entspannen
5. Sich etwas gönnen
6. Öfters die Haltung ändern
7. Sie bewegen
8. ....
9. ....

Achtung

1. Vermeidung zu langer Autofahrten
2. Bewegungspausen am Arbeitspaltz
3. Vermeidung zu langen Sitzens
4. Haltung öfters wechseln
5. Vermeidung zu häufiger Einnahme von Schmerzmitteln
6. ....
7. ....
8. ....
9. ....

Plan bei Schmerzen (3-Tagesprogramm)

1. Informieren des Partners, daß Plan gestartet wird
2. Senkung der Aktivitäten/Gymnastik/Übungen um 50 %; Steigerung der Ruhe- und Entspannungsphasen
3. Nicht aufhören mit der Gymnastik! Reduzieren!
4. Häufige Entspannungsübungen
5. Häufiger Lesen
6. Mehr ablenkende Tätigkeiten (Kreuzworträtsel, Musik, Kartenspielen etc.)
7. ....
8. ....
9. ....

Ziele für die nächsten 2 Monate:

1. Kurse besuchen
2. Am Wochenende verreisen
3. Auswärts essen
4. Theater-/Kino-Besuch
5. Freunde besuchen/einladen
6. ....
7. ....
8. ....
9. ....

Nächstes Treffen mit Rückenschullehrer/Rückenschulteilnehmer am:
....

Fremdlob und Selbstlob

Bekanntlich regt das Lob für eine bestimmte Verhaltensweise dazu an, sich noch mehr zu bemühen. Zur Stärkung des Selbstbewußtseins eines Teilnehmers muß seine Person gelobt werden. Selbstbewußtsein ist eine Voraussetzung zur Selbstunterstützung und damit zur Übernahme von Verantwortung für die eigene Gesundheit. Wer selbstbewußt ist, kann auch Verantwortung für sein Verhalten übernehmen. Der Selbstbewußte ist überzeugt, daß er etwas bewirken, etwas managen kann. Loben Sie also nicht nur rückenkorrekte Verhaltensweisen, sondern auch die Person selbst. Noch wichtiger aber als Fremdlob ist Eigenlob: Denn wer sich nicht selbst im Geiste auf die Schulter klopfen kann, der kann sich auch nicht selbst unterstützen, sondern bleibt abhängig vom Urteil anderer.

Mit einer einfachen, aber wirksamen Methode können Sie die Teilnehmer zur Selbstbelohnung anregen: Sie sollen fünf Tätigkeiten niederschreiben, die sie schon lange nicht mehr durchgeführt haben, aber gerne einmal wieder täten. Sie können auch fragen, was sich die Teilnehmer schon lange nicht mehr gegönnt haben (z.B. sich selbst etwas schenken, ein Buch lesen, ins Kino gehen, faul sein usw.) – aber sich gerne wieder einmal gönnen würden (wenn nicht immer verschiedene Gründe dagegen sprächen usw.). Fordern sie die Teilnehmer, nachdem sie – meist erst zögernd oder begleitet von witzigen Bemerkungen – fünf Tätigkeiten niedergeschrieben haben, dazu auf, sich etwas aus dieser Liste nach der Rückenschulstunde zu gönnen. Wenn Sie und/oder Ihre Teilnehmer Schwierigkeiten mit der Umsetzung von Selbstbelohnung haben, dann zeigt dies nur an, wie schwer es für viele von uns mittlerweile geworden ist, die Alltagsroutine zu durchbrechen und uns selbst zu unterstützen. Werden Sie nicht müde, zur Selbstbelohnung anzuregen, denn wer die Rückenschule und die Hausaufgaben auf sich nimmt, hat sich wirklich etwas „verdient“. Dies gilt auch für den Rückenschullehrer!

Steuerung der Gruppendynamik

Jede Teilnehmergruppe ist anders zusammengesetzt. Meist hat der Rückenschullehrer keinen Einfluß auf die Zusammenstellung der Gruppe. Ist die Gruppe zu heterogen, kann sich dies störend auf die Gruppendynamik und die Effektivität der Rückenschule auswirken. Es ist damit zu rechnen, daß nach kurzer Zeit einzelne Teilnehmer von der Rückenschule fernbleiben werden. Ist dies wiederholt der Fall, sollten Sie als Rückenschulleiter versuchen, Einfluß auf die Selektion der Teilnehmer und die Gruppenzusammenstellung zu nehmen. Manche Teilnehmer mit besonderen Verhaltensweisen können es dem Rückenschulleiter schwer machen, seinen Unterricht partnerschaftlich durchzuführen:

- Teilnehmer, die überzeugt sind, alles besser zu wissen und deshalb dem Lehrer widersprechen,
- ungedulige Teilnehmer, die den sofortigen Erfolg brauchen, um motiviert zu bleiben,
- ablehnende Teilnehmer, die keine Aufgabe oder Instruktion annehmen können,
- ständig fragende Teilnehmer, die den Gruppenleiter in Widersprüche verwickeln wollen,
- empfindliche Teilnehmer, die nicht einmal den Hauch von Kritik vertragen,
- perfektionistische Teilnehmer, die nur mitmachen, wenn sie überzeugt sind, daß sie es sofort hundertprozentig richtig machen,
- schüchterne Teilnehmer, die sich nicht einbringen und im Hintergrund bleiben.

Aber die Überzahl der Teilnehmer ist positiv eingestellt, unterstützt den Rückenschulleiter in seinen Bemühungen und trägt zum Gelingen der Rückenschule wesentlich mit bei.

Jeder Teilnehmer ist eine individuelle Persönlichkeit und gleichzeitig Gruppenmitglied. Jeder braucht daher eine besondere Ansprache, ohne daß die gesamte Gruppe zu kurz kommt. Wir sind als „Profihelfer“ geneigt, alles zu tun, um Ratsuchenden zu helfen. Manchmal gehen unsere Hilfsbereitschaft und unsere Sorge um den anderen bis an die Grenze unserer Belastbarkeit. Wenn ratsuchende Teilnehmer oder Patienten dennoch unsere Empfehlungen, Anregungen und Anstöße nicht übernehmen, beginnen wir uns enttäuscht zurückzuziehen. Wir entwickeln die unterschiedlichsten Strategien, mit unserer Enttäuschung fertigzuwerden (oder zu verhindern, daß sie je wieder auftaucht). Manchmal machen wir den Teilnehmer/Patienten verantwortlich (er verdient unsere Sorge nicht) und lassen ihn dies durch Rückzug auf unsere berufliche Autorität spüren. Manchmal drängen wir ihn, drohen ihm - natürlich immer noch mit dem Ziel, ihn zu überzeugen. Gelegentlich beginnen wir, den Teilnehmer zu stigmatisieren, als starrköpfigen, dummen oder neurotischen Menschen, für den jede Hilfe umsonst erscheint. Er erhält von uns ein psychologisches „Krankheitskorsett", das ihn nunmehr vollkommen entmündigt und seiner Eigenverantwortung beraubt. Und schließlich werden wir uns, um uns vor weiteren Enttäuschungen und vor dem Zustand des - beruflichen - Ausgebranntseins (ständig geben, aber nichts bekommen) zu schützen, innerlich zurückziehen. Allenfalls befassen wir uns noch mit den lieben, gehorsamen und netten Teilnehmern, den Teilnehmern also, die aus Gehorsam nicht eigeninitiativ sein und keine Verantwortung entwickeln können. Trotz gutem orthopädischem und physiotherapeutischem Ansatz kann durch Mangel an psychodidaktischen Kenntnissen und praktischem Geschick die Rückenschule ein Mißerfolg werden.

Fortbildung in Psychodidaktik

Die Fähigkeiten zur Leitung einer Gruppe sollten daher systematisch weiterentwickelt werden. Psychologische Strategien im Umgang mit den einzelnen Teilnehmern und der Gruppe als Ganzes sind notwendig und die eigentlichen Garanten dafür, daß die Rückenschule eine erfolgreiche Gesundheitsbewegung werden kann.

In Kooperation mit dem ZVK e.V. (Zentralverband der Krankengymnasten) und dem BdR e.V. (Bundesverband der Deutschen Rückenschulen) werden z.B. am Münchner Institut für Angewandte Gesundheitsforschung (MAG) derartige Fortbildungskurse durchgeführt.

Lernhilfen

Trotz der Förderung der Eigenverantwortung brauchen die Teilnehmer kleine Hilfen, „Anschubser", um nicht den Gefahren der Alltagsroutine, der Bequemlichkeit oder der Erschöpfung zu erliegen.

Lernhilfen:

- ein Paket aus Information und Übung,
- die sorgfältige Auswahl des Lernmaterials,
- das Rückenschultagebuch,
- visuelle Erinnerungshilfen,
- das Premack-Prinzip.

Ein Paket aus Information und Übung

In den Ausführungen zu den einzelnen Unterrichtsstunden des Münchner Manuals wird stets darauf hingewiesen, daß ein langer Theorieteil kontraproduktiv für das Lernen rückenfreundlicher Verhaltensweisen ist. Zu Beginn der Rückenschule kann orthopädisches und physiotherapeutisches Wissen überhaupt erst nach der Schulung des Körperbewußtseins angenommen und innerlich verarbeitet werden. Ohne ausreichende Körpersensibilität bleibt orthopädisches/physiotherapeutisches Wissen wie ein Fremdkörper „unverdaut" im Teilnehmer und wird nie allein Anstoß zu einer Verhaltensänderung geben können. Wissen muß wohldosiert, sparsam und verständlich angeboten werden, damit es verarbeitet werden kann. Ganz wesentlich aber ist, daß parallel zu den Informationen Übungen durchgeführt werden. Anstatt eines großen Informationsblocks und anschließender Übungen sollte ein *Paket aus Information und Übung* geschnürt werden. Die Sinne der Teilnehmer können bereits üben (taktil, motorisch, visuell), während Sie informieren. Sie erreichen damit folgendes: Die Erinnerung an die Information wird unbewußt verknüpft mit einer Körpererfahrung bzw. einer Körperübung. Der motorische und der sensorische Funktionsteil des menschlichen Hirns werden so parallel angesprochen und „tauschen sich aus". Anders gesagt: Der Teilnehmer spürt und denkt das, was er tut, und tut, was er spürt und denkt. Die Information, die Sie ihm gegeben haben, bzw. die Erinnerung an sie, steuert das Verhalten.

Auswahl des Lernmaterials

Auch das Material, das die Teilnehmer nach Hause zum Lesen mitbekommen, muß sorgfältig ausgewählt werden. Es sollte nur das ausgehändigt werden, was im unmittelbaren Bezug zur Unterrichtsstunde stand. Verteilen Sie niemals komplette Broschüren! Kopieren Sie statt dessen zwei, maximal drei Seiten, die das, was Sie in der Unterrichtsstunde ausgeführt haben, zum Thema haben. Ist das Material zu umfangreich, erfordert es zu große Aufmerksamkeit und Anstrengung und wird dadurch vom Teilnehmer gemieden.

Als sehr günstig erweist sich die Führung eines individuellen Rückenschultagebuchs. Hier können notiert werden:

- die Erkenntnisse und Instruktionen aus der Unterrichtsstunde,
- Erfahrungen bei der Umsetzung der Hausaufgaben,
- selbstgestellte Hausaufgaben,
- das selbstentwickelte sechsmonatige Übungsprogramm nach Beendigung der Rückenschule,
- gute Vorsätze,
- die Liste zur Förderung der Selbstunterstützung (siehe Selbstlob) sowie
- die Liste der besten Ausreden gegen das eigenständige Bemühen um ein rückenfreundliches Leben.

Stellen Sie eventuell den Teilnehmern die Hefte für die Tagebucheinträge zur Verfügung, um der Gefahr des Vergessens zu begegnen.

Erinnerungshilfen

Ermuntern Sie Ihre Teilnehmer, Erinnerungshilfen für die Umsetzung rückenfreundlicher Verhaltensweisen im Alltag zu entwikkeln. Die Hilfen müssen ganz konkret formuliert und deutlich sichtbar sein, um wirksam zu werden. So müssen Stellen plaziert werden, an denen das rückengerechte Verhalten gestärkt werden muß. Manchmal können der Partner, der Kollege oder die Kinder gute Unterstützung bieten. Kinder malen z.B. gerne Erinnerungsschilder und verstehen es meist blendend, zur rechten Zeit zu erinnern. Eine weitere wichtige Strategie zur Steigerung rückengerechten Verhaltens ist das *„Premack-Prinzip"*, das aus der Verhaltenstherapie bekannt ist. Es besagt, daß die Auftrittshäufigkeit eines neuen Verhaltens gesteigert werden kann, indem man es mit einem bereits häufig auftretenden Verhalten koppelt. Zum Beispiel kann der häufig telefonierende Rückenschulteilnehmer lernen, während des Telefonierens einige Beindehnungsübungen zu machen oder beim Telefonieren aufzustehen und die Beine auszuschütteln. Mit dem einzelnen Rückenschulteilnehmer können Listen häufig auftretender Verhaltensweisen angefertigt werden, die dann mit den – in der jeweiligen Situation geeigneten – rükkenfreundlichen Verhaltensweisen zu verknüpfen sind. Das Rükkenschultagebuch eignet sich sehr gut zum Eintragen dieser Verhaltensverknüpfungen.

Psychodidaktisches Quiz

Zur weiteren Sensibilisierung Ihres psychodidaktischen Wissens erlauben sich die Autoren, Ihnen jetzt einige Fragen zu stellen. Prüfen Sie, wo Sie konkret eine zusätzliche praktische Anleitung für die psychodidaktische Gruppenführung brauchen, damit Sie möglichst vielen Teilnehmern zu einer rückengerechten Lebensweise verhelfen können.

- Welche unterschiedlichen Bedeutungen hat der Einsatz der progressiven Muskelentspannung in der Rückenschule?
- Welche psychologischen Strategien der Motivation zur Eigenverantwortung kennen Sie?
- Was fördert den Dialog mit den Teilnehmern und damit die Eigenverantwortung?
- Schildern Sie den schematischen Aufbau einer Rückenschulstunde unter psychologisch-didaktischen Gesichtspunkten!
- Wo dient der Rückenschullehrer besonders als Modell?
- Wie kann Diskrepanzwahrnehmung geschult werden?
- Wie sollten nach psychologisch-didaktischen Gesichtspunkten spezifische Informationen weitergegeben werden, damit sie verhaltensändernd wirken?
- Wie kann das „Merken und Erinnern“ von rückenschulrelevanten Instruktionen und Wissen gefördert werden?
- Was sind die häufigsten gruppendynamischen Besonderheiten, die ein Rückenschullehrer beachten muß, um nicht manipuliert zu werden?
- Aus welchen psychologischen Gründen können u.U. Teilnehmer nicht von der Rückenschule profitieren?
- Was sollte der Rückenschullehrer aus psychologisch-didaktischen Gründen auf jeden Fall vermeiden?

- Warum ist Angst kein guter Motivator in der Rückenschule?
- Von welchen Faktoren hängt der Befolgungsgrad von präventiven Instruktionen ab?
- Welche Möglichkeiten einer psychologischen Rückfallsprophylaxe (in alte, rückenschädliche Verhaltensweisen) sehen Sie?

Fortbildung „Psychodidaktik in der Rückenschule"

Anmeldung: Prof. Dr. Dr. habil. Siegfried Höfling
Münchner Institut für Angewandte Gesundheitsforschung MAG
Rablstraße 45
81669 München
Tel.: 089-4481282
Fax: 089-485603

Anhang

Auffrischkurse

Das Münchner Manual stellt notwendigerweise einen Kompromiß dar: Unter verhaltenstherapeutischen Aspekten ist eine Kursdauer von sechsmal eineinhalb Stunden plus Einführungsvortrag als absolutes Minimum anzusehen. Andererseits liegen Erfahrungen anderer Rückenschulen vor, daß bei längerer Kursdauer die Akzeptanz und Mitarbeit der Kursteilnehmer deutlich nachlassen. Wir schlagen deshalb vor, bereits in der letzten Stunde des Kurses einen festen Termin mit den Teilnehmern für einen „Auffrischkurs" zu vereinbaren; er sollte zwischen drei und sechs Monaten nach Beendigung des ersten Kurses liegen. Dies hat auch den Vorteil, daß sich die Teilnehmer verpflichtet fühlen, bis zum nächsten Termin „an der Sache zu arbeiten." Die Ausarbeitung eines solchen Auffrischkurses haben wir der jetzt vorliegenden zweiten Auflage des Münchner Manuals hinzugefügt (siehe auch Anhang: Requisiten).

Ausbildung und Fortbildung der Rückenschullehrer

Eine gemeinsame und standardisierte Ausbildung für Orthopäden und Krankengymnasten ist dringend erforderlich. Erst wenn alle Beteiligten das gesamte Rückenschulprogramm kennen, ist eine echte Kooperation und Konkordanz unter Experten möglich. Neben der Qualitätssicherung und der Möglichkeit einer Evaluation wird durch eine standardisierte Ausbildung auch ein Qualifikationsnachweis für den Rückenschullehrer ermöglicht, wie er von den Kostenträgern gefordert wird (zur Abgrenzung gegenüber Gruppen, die nicht in die Präventionsprogramme aufgenommen werden können). Hospitationsmöglichkeiten werden bereits von bestehenden Rückenschulen angeboten. Standardisierte Ausbildungsseminare werden in der Zwischenzeit vielerorts durchgeführt!

Es erscheint ebenso notwendig, daß die erfahrenen Rückenschulteilnehmer zu einem regelmäßigen Erfahrungsaustausch zusammenkommen. Neben dem Fortbildungswert haben solche Zusammenkünfte auch die Funktion der gemeinsamen Weiterentwicklung der Rückenschulbewegung. Besonders wichtig ist die Entwicklung von psychologischen Strategien zur Motivierung der Teilnehmer, der Verhinderung von Rückfällen und Abbrüchen (drop outs). Auch der Umgang mit schwierigen Teilnehmern kann geschult werden. Dies setzt allerdings die Bereitschaft des Rückenschullehrers voraus, an seinem persönlichem Stil der Anleitung und Überzeugung seiner Teilnehmer zu arbeiten, seine Kommunikationsfertigkeiten zu verbessern oder zu ändern und seinen Einblick in die psychische Dynamik in der Rückenschule zu schärfen. Der erfahrene Rückenschullehrer kann in den geplanten Aufbaukursen auch „fallorientiert" verstehen lernen, wann er zusätzliche Experten zu Rat ziehen bzw. seinen Teilnehmer überzeugen muß, einen anderen Gesundheitsexperten aufzusuchen. Die Überzeugungsarbeit erfordert wiederum erlernbares psychologisches Geschick. Im besonderen soll an dieser Stelle auf spezielle Komplikationsseminare hingewiesen werden, in denen psychodidaktische Strategien gelehrt und geübt werden.

Begleitbroschüre

Vom Zentralverband der Krankengymnasten wurde eine neue Begleitbroschüre für die Rückenschulteilnehmer zusammengestellt. Sie dient der täglichen Erinnerung und Wiederholung der erlernten Übungen (Bezug über den ZVK e.V., Postfach 210280, 50528 Köln, Tel. 0221/884031, Fax 0221/885225).
Und eine weitere Empfehlung: Dr. T. Laser, Bandscheibenleiden (1994) (siehe Literaturverzeichnis).

Bildmaterial

Parallel zu der neuen Begleitbroschüre wurde vom ZVK eine neue Diaserie herausgegeben (gleiche Bezugsadresse wie die Begleitbroschüre).

Der Mitautor dieses Buches, Dr. med. T. Laser, (Chefarzt der Rosenhofklinik in Bad Birnbach), hat über die Firma Sanofi/Winthrop ebenfalls eine neue Diaserie herausgebracht. Sie enthält die wesentlichen anatomischen und pathophysiologischen Darstellungen der Wirbelsäule, wie sie für den orthopädischen Einführungsvortrag benötigt werden. Darüber hinaus zeigt sie ergänzend „Falsch-richtig-Beispiele". (Bezugsquelle: Sanofi/Winthrop, München, Tel. 089/523950, Fax: 089/52395288)

Es soll an dieser Stelle nochmals darauf hingewiesen werden, daß es sinnvoll ist, zusätzlich eigenes Bildmaterial zu verwenden, um der Rückenschule einen gewissen „individuellen Anstrich" zu verleihen.

Eine weitere Zusatzbemerkung sei erlaubt: Dias ersetzen niemals Requisiten! (Siehe Anhang: Requisiten.)

Fakultative Zusatzprogramme

Die Rückenschule muß sich an dem „Machbaren" orientieren. Leider wird es nicht überall möglich sein, sämtliche Empfehlungen in der Rückenschule vor Ort umzusetzen. Wünschenswert – und in einzelnen Rückenschulen auch so gehandhabt – sind folgende Aktivitäten:

1. *Die ärztliche Beteiligung* soll sich nicht nur auf den Einführungsvortrag beschränken. Die zeitweilige Anwesenheit des Orthopäden bei den Übungsstunden vermittelt den Teilnehmern das Gefühl, an einem medizinischen Rückenschulprogramm teilzunehmen, hinter dem der begleitende Arzt mit voller Überzeugung steht. Dies erleichtert auch die kooperative Zusammenarbeit und Abstimmung zwischen Arzt und Krankengymnast. Rückenschule ist nicht ärztliche Delegation an den krankengymnastischen Partner! Am Ende eines Rückenschulkurses haben Teilnehmer häufig Fragen an den Orthopäden. Die Anwesenheit des Arztes scheint daher sinnvoll.

2. *Eine Diätberatung* sollte im Rahmen der Rückenschule angeboten werden, da viele Teilnehmer mit Gewichtsproblemen zu kämpfen haben. Diätberatung und Diätrezepte werden in den meisten Fällen nicht ausreichend sein. Aus mehreren Rückenschulkursen läßt sich möglicherweise eine Gruppe von interessierten Teilnehmern für einen fortführenden, psychologisch betreuten Kurs zusammenstellen. Die Gewichtskontrolle gehört mit zu den schwierigsten Aufgaben der verhaltensändernden Therapien.

3. *Entspannungsübungen* können bei Wirbelsäulenproblemen äußerst hilfreich sein. In der Mettmanner Rückenschule leitet ein Psychologe in zwei von sechs Unterrichtsstunden die „Progressive Muskelentspannung“ nach Jacobson an. Dieses psychologische Entspannungsverfahren verfolgt drei wesentliche Ziele: Es schult die Wahrnehmung der Teilnehmer, damit bereits erste Anzeichen einer Muskelverspannung bemerkt werden; es vermittelt geeignete gegensteuernde Maßnahmen, und es läßt sich zur vegetativen Streßreduktion einsetzen. Da sich aber viele Personen in unserer Gesellschaft schlecht entspannen können oder Entspannung sogar einen anfänglich angstmachenden Zustand hervorrufen kann (auch kontraindiziert sein kann), sollten Entspannungsübungen nur von einem erfahrenen klinischen Psychologen oder Arzt mit spezieller Ausbildung durchgeführt werden. Denkbar sind – ähnlich wie bei der Diätberatung – auch fortführende Entspannungskurse für Rückenschulteilnehmer.

4. *Begleitende Psychotherapie* (siehe Anhang: Psychologie).

Finanzielle Selbstbeteiligung

Eine spürbare finanzielle Eigenbeteiligung (50 %) in der Rückenschule ist der Förderung der Eigenverantwortung, der Mitarbeit, und damit der Eigeninitiative dienlich. Es gibt einige Kostenträger – meist sind es private Krankenkassen –, die für die gesamten Kosten aufkommen wollen. Statt „Leistungsstärke“ zu demonstrieren, sollten diese Krankenkassen ihren Einsatz besser dem Ziel der Rückenschule widmen: dauerhafte Umsetzung des Gelernten in den Alltag durch permanente Eigeninitiative und Gesundheitsverantwortung des Teilnehmers.

Nicht „Versorgung“ sollte das Konzept der Gesundheitsförderung sein, sondern Anregung zum selbständigen „Sorge tragen“ für die eigene Gesundheit. Eine 50 %ige Beteiligung der Krankenkasse an den Kosten für die Rückenschule sollte daher nicht überschritten werden.

Konkordanz

Die Abstimmung zwischen orthopädischen und krankengymnastischen Unterrichtsstunden und den dazugehörigen Bildmaterialien wurde bereits an verschiedenen Stellen des Münchner Manuals gefordert. Wichtig ist, daß auch eine Übereinstimmung zwischen dem krankengymnastischen Behandlungsprogramm in der Akutphase und dem später durchgeführten Rückenschulprogramm besteht. Die Rückenschule muß bei bereits vorbehandelten „Rükkenpatienten“ eine Fortsetzung der krankengymnastischen Therapie sein, und im Falle eines Rezidives muß der Patient widerspruchsfrei von der Rückenschule in die krankengymnastische Behandlung zurückkehren können (siehe Anhang: Therapiestraße). Der akut behandelnde Krankengymnast und der Rückenschullehrer sollten deshalb identisch oder wenigstens aufeinander abgestimmt sein.

Die orthopädische Rückenschule ist ein Rahmenprogramm, eine Organisationsstruktur, die – trotz klarer Zielsetzung und eindeutiger Definition der Lehrinhalte – Raum für unterschiedliche krankengymnastische Methoden läßt. Je nach krankengymnastischer Ausbildungsrichtung wird jeder Rückenschullehrer seinen eigenen Weg finden. Der Rückenschulteilnehmer muß aber konsequent und konkordant auf einer einzigen Therapieschiene geführt werden.

Kooperation

Die Zusammenarbeit zwischen Arzt, Krankengymnasten, Psychologen und Diätberatern sollte so eng wie möglich sein. Rückenschule funktioniert nicht nach dem Delegationsprinzip (siehe Anhang: Fakultative Zusatzprogramme). Alle Beteiligten müssen eine gemeinsame Linie verfolgen. Deshalb soll auch der Arzt den krankengymnastischen Teil und der Krankengymnast den orthopädischen Teil dieses Manuals lesen und kennen. Arzt und Krankengymnasten sollten in gemeinsamen Seminaren zum Rückenschullehrer ausgebildet werden.

Organisationsformen

Die Rückenschule kann auf verschiedene Art durchgeführt (und abgerechnet) werden.

1. *In der orthopädischen/krankengymnastischen Praxis* können Gruppen von bis zu 12 Teilnehmern zusammengestellt werden. Es ist aber auch möglich, für den Einführungsvortrag 25–50 Teilnehmer (ideale Größe) zusammenzufassen und diese dann auf zwei bis vier krankengymnastische Gruppen zu verteilen. Dies hängt letztendlich von den räumlichen Gegebenheiten ab.

2. Nach gleichem Muster kann Rückenschule *in den Kliniken* organisiert werden. Besonders geeignet sind Kliniken mit Schwerpunkt „konservative Therapie“ oder „Rehabilitation“. Für Akutkliniken oder Krankenhäuser mit operativem Schwerpunkt sind meist nur Teile aus dem Rückenschulprogramm anwendbar, da die Patienten frisch operiert sind und/oder noch unter akuten Schmerzen leiden.

3. *In Räumen der Kostenträger, Kurverwaltung, Volkshochschulen usw.* können teilweise Räumlichkeiten für Gruppen bis zu 150 Teilnehmern zur Verfügung gestellt werden. Nach unserer Erfahrung sind derartige Massenschulungen selbst für den Einführungsvortrag nicht zu empfehlen: ein persönlicher Kontakt kann nicht hergestellt werden, und in der Anonymität verliert jede motivierende Maßnahme ihre Wirkung.

Die Abrechnung ist auf folgenden Wegen möglich:
a) Wird die gesamte Organisation vom Kostenträger (z.B. AOK) übernommen – d.h. Ankündigung der Rückenschule, Bereitstellung der Räumlichkeiten, Anmeldung und Gruppenzuteilung der Teilnehmer usw. –, so werden auch die Rückenschulgebühren am besten von den Kostenträgern eingezogen und nach regelmäßiger Teilnahme am Kurs zu 50 % zurückerstattet. Arzt und Kranken-

gymnast erhalten pro Doppelstunde ein Fixum zuzüglich Wegegeld. Dieses Fixum muß an den üblichen Stundensätzen von Ärzten und Krankengymnasten in freier Praxis orientiert sein. Nur auf diese Weise kann gewährleistet werden, daß sich auch erfolgreiche und ausgelastete Praxen an der Rückenschule beteiligen.

b) Übernehmen Arzt und Krankengymnast die Organisation selbst, ist die Vergütung der Rückenschullehrer ebenfalls über ein Fixum denkbar (wie unter a). Sinnvoller scheint bei dieser Organisationsform jedoch die direkte Vergütung des Rückenschullehrers aus den entrichteten Teilnehmergebühren. Bei regelmäßigem Besuch des Rückenschulkurses erfolgt die 50 %ige Rückerstattung durch die Krankenkasse. Es versteht sich von selbst, daß aus den Teilnehmergebühren auch Unkosten für Organisationsaufwand, Miete, Reinigung, Strom, Heizung usw. finanziert werden müssen. Die Höhe der Honarare der Rückenschullehrer wird hier letztlich von der Teilnehmerzahl bestimmt.

c) Auch eine Abrechnung über EBM- und GOÄ-Ziffern ist denkbar. Verschiedene Modelle wurden hier bereits entwickelt und veröffentlicht; eine definitive Regelung konnte bislang aber noch nicht gefunden werden. Dabei ist eines der Hauptprobleme der zum großen Teil „präventive Charakter" der Rückenschule: Prävention ist über EBM und GOÄ nicht abrechenbar, sehr wohl dagegen Rehabilitationsleistungen.

Primärprävention

Das hier vorgestellte Programm der Rückenschule umfaßt den Bereich der Sekundär- und Tertiärprävention sowie der Rehabilitation. Ein spezielles Programm für die Primärprävention (also für Teilnehmer, die noch nie Wirbelsäulenprobleme hatten, z.B. Kinder im Kindergarten und in der Vorschule ...) hat die Mettmanner Rückenschule unter Nentwig und Ullrich entwickelt (Nentwig et al. 1993). Primärprävention wird unter anderem vom Forum „Gesunder Rücken – Besser leben" in 65343 Eltville betrieben, daneben von der Aktion „Gesunder Rücken" in 27424 Bremervörde. Neben der Primär- und Tertiärprävention kümmert sich vor allem der Bundesverband der deutschen Rückenschule e.V., Geschäftsstelle, 83043 Bad Aibling, um die Primärprävention.

Protokollierung

Eine allgemein bindende Empfehlung, wie die Rückenschulteilnehmer ihre auf die Körperhaltung bezogenen Beobachtungen und den Erfolg bzw. Mißerfolg bei ihren Übungen protokollieren sollen, kann nicht gegeben werden. Dies hängt sehr stark von der Zusammensetzung der jeweiligen Gruppe ab. Bei manchen Gruppen mag bereits die Ermunterung genügen, sich selbständig ein Tageblatt anzufertigen, in dem neben Datum und Uhrzeit die gemachten Beobachtungen und Erfahrungen niedergeschrieben werden. Die Anschaffung eines Heftes oder Tagebuchs kann ebenfalls sinnvoll sein. Die Forderung nach einer stärkeren Protokollführung wird möglicherweise bei einigen Teilnehmern Unwillen hervorrufen. Dagegen benötigen andere Teilnehmer dringend eine untergliederte Vorlage, d. h. der Rückenschullehrer müßte die Hefte oder die vorstrukturierten Protokollierbogen selbst mitbringen und verteilen.

Besonders wichtig sind vorgefertigte Protokollierbogen bei Teilnehmern mit sehr schlechter Körperwahrnehmung oder mit psychischen Problemen, bzw. wenn starke soziale und psychosoziale Hindernisse das Umsetzen der Lerninhalte in den Alltag verhindern. Hier sollten unbedingt detaillierte Fragen auf den Bogen vermerkt werden. Folgende Frageinhalte (bitte je nach individueller Problemlage auswählen) bieten sich an:

In welchen Situationen, bei welchen Gelegenheiten, zu welchen Zeiten beobachtet man bei sich selbst wirbelsäulenfeindliches Verhalten? Was geschah unmittelbar vor der wirbelsäulenfeindlichen Haltung? Was folgte nach dieser Feststellung? An welchen Körperstellen genau traten Beschwerden auf? Wann traten sie besonders stark auf (Stärke einschätzen lassen, z.B. auf einer Skala von Null bis 100)? Was ging den Beschwerden voraus? Was machte der Teilnehmer anschließend? Wann traten keine Beschwerden auf? Was ging dem voraus? Was machte der Teilnehmer danach? Wie reagierten die Mitmenschen auf die Beschwerden?

Der Sinn der Protokollierung muß den Teilnehmern einleuchtend sein. Protokollierung dient der schnellen Verbesserung der Wahrnehmung. Wahrnehmung ist Voraussetzung für Verhaltenskorrekturen. Je früher man eine Fehlhaltung wahrnehmen kann, desto eher und oftmals leichter läßt sie sich korrigieren. Eine frühe

Korrektur erspart auch die Verfestigung einer Fehlhaltung und verhindert den bekannten Teufelskreis: Fehlhaltung – Schonhaltung (oder extremes Gegensteuern) – verstärkte Fehlhaltung – Schmerzen – Schonhaltung – Angst – Hilflosigkeit – Schonhaltung – inadäquate Eigenbehandlung usw.

Psychologie

Das Manual baut auf dem Wissen der Psychologie zur Verhaltensänderung auf. Das eigentliche Ziel der Rückenschule – das Herbeiführen einer gesundheitserhaltenden Haltungsänderung – kann in der kurzen zur Verfügung stehenden Zeit nicht erreicht werden. Die Rückenschule ist auf die eigenständige und selbstverantwortliche Mitarbeit ihrer Teilnehmer angewiesen, die vor allem *zwischen* den Rückenschulstunden und *nach* der Rückenschule stattfinden muß. Die Art des Rückenschulunterrichts hat Einfluß darauf, inwieweit die Teilnehmer die angebotenen Empfehlungen selbständig und dauerhaft in ihren Alltag integrieren werden.

Viele Rückenleiden sind ein Ausdruck seelischer Probleme oder werden durch derartige Probleme noch verschärft. Psychische Faktoren können die Ursachen für Fehlhaltungen sein und/oder Fehlhaltungen noch verstärken. Manche Körperhaltungen „erzählen" auf plastische Weise die Lebensgeschichte eines Menschen. Auch können psychische und vor allem soziale Hindernisse das Erlernen einer gesundheitserhaltenden Körperhaltung und -bewegung erschweren oder gar unmöglich machen. Der Rückenschullehrer wird häufig mit solchen Teilnehmern konfrontiert und stellt dabei fest, daß seine Empfehlungen und Übungen solange nicht greifen, bis die psychischen und psychosozialen Probleme bearbeitet worden sind. Hier bedarf es äußersten Fingerspitzengefühls, um die Teilnehmer nicht zu stigmatisieren, auszuschließen oder zu beschämen. Der Umgang mit psychisch belasteten Teilnehmern bedarf einer gewissen Schulung. Bereits die vertraulich gegebene Empfehlung, einen Psychologen aufzusuchen, bedarf sorgfältiger Wortwahl. Hier sollten dem Rückenschullehrer Fortbildungskurse zur Gesprächsführung angeboten werden.

Der Austausch des Rückenschullehrers mit einem Psychologen ist wünschenswert (noch besser wäre die Anwesenheit eines Psychologen in der Rückenschule). Die Mettmanner Rückenschule praktiziert diese Kooperationsform erfolgreich. Durch den Kontakt zum Psychologen, bzw. dessen ständige Präsenz, kann eine notwendig gewordene psychologische Problembearbeitung sichergestellt werden; wenn nötig, können schnell und unbürokratisch die Weichen für eine begleitende Psychotherapie gestellt werden.

Requisiten

Rückenschule ohne Requisiten ist wie „Schwimmen ohne Wasser". Die Teilnehmer müssen am Objekt praxisnah und alltagsorientiert lernen und üben. Es ist deshalb notwendig, daß die Teilnehmer z.B. mit einem Staubsauger üben oder einen Autokofferraum mit Gepäck beladen. Requisiten können nicht durch Dias ersetzt werden. Requisiten sind essentieller Bestandteil des Trainings in der Rückenschule. Häufig werden Requisiten im Sinne eines „Parcours" zum Abschlußtest eingesetzt. So kann in spielerischer Form mit viel Humor und Spaß, und wenn es beliebt mit musikalischer Begleitung, der Rückenschulkurs abgeschlossen werden. Für die einzelnen Übungen können Punkte verteilt und somit ein Abschlußwettbewerb inszeniert werden. Die Punktzahl von Abschlußquiz und Abschlußparcours ergibt die Gesamtwertung.

(Der Auffrischkurs kann mit einem ähnlichen Parcours und Quiz nach drei bis sechs Monaten begonnen werden, um zu überprüfen, inwieweit das ursprünglich Erlernte dauerhaft im Alltag umgesetzt wurde bzw. noch präsent ist.)

Zu den Requisiten gehören aber auch Lernmaterialien, Fragebogen, Stickers, Kopien der Rückenschulregeln sowie Protokollblätter für die Hausaufgaben.

Therapiestraße

Von Rieder wurde der Begriff der Therapiestraße geprägt. Er besagt, daß die Rückenschule nicht losgelöst für sich allein steht; sie ist vielmehr eingebettet in ein breites „Therapiespektrum", das von der Akutbehandlung über Rehabilitation bis zur Rezidivprophylaxe reicht.

Zu dieser Therapiestraße gehören auch die Anschlußprogramme der Rückenschule, wie Wirbelsäulengruppen und Rükkenkurse, die von verschiedenen Einrichtungen (siehe Anhang: Primärprävention) als fließender Übergang bis hin zum Freizeitsport angeboten werden. Die Gruppen und Kurse werden häufig auch von Sportpädagogen geführt. Die Fortführung der Rückenschulprogramme in diesen Gruppen ist wünschenswert, da nach den sechs eineinhalbstündigen Unterrichtseinheiten der Rückenschule weitere Anreize für die Beibehaltung wirbelsäulenfreundlichen Verhaltens nötig sind (siehe auch Anhang: Auffrischkurse). Die Therapiestraße zeigt auch die Abzweigung in eine begleitende Psychotherapie. Sie ist dann dringend notwendig, wenn psychische Faktoren Rückenprobleme mitbestimmen oder verursachen, bzw. wenn psychische und psychosoziale Faktoren das Erlernen der neuen, wirbelsäulenfreundlichen Verhaltensweisen unmöglich machen.

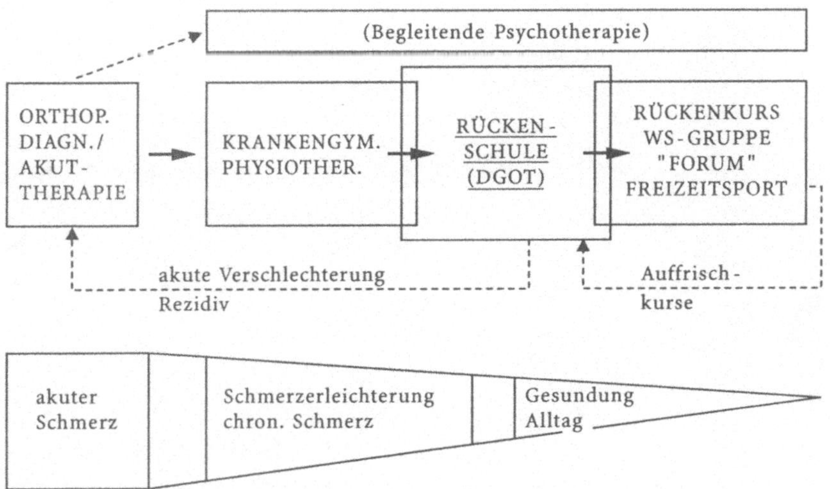

Abb. 1. Therapiestraße (Kaisser u. Höfling 1989, mod. nach Rieder)

Zertifikat

Die schriftliche Bestätigung der regelmäßigen Teilnahme durch eine optisch ansprechende Urkunde ist eine sichtbare Belohnung für die Ausdauer und Motivation der Teilnehmer. Gleichzeitig dient das Zertifikat als Vorlage bei der Krankenkasse zur anteiligen Rückvergütung der Rückenschulgebühren. Unserem Alltag mangelt es an kleinen und wiederkehrenden Belohnungen. Viele Enttäuschungen könnten mit etwas mehr an spontan geäußertem Lob gemildert werden. Ein Zertifikat über die Teilnahme an der Rückenschule ist ständiges Lob und Erinnerung zugleich.

Literatur

Autorenteam SVSS (1991) Sitzen als Belastung. Aspekte des Sitzens – eine Lehrunterlage. PMSI Holdings, Ismaning

Baud B (1988) Leben mit der Bandscheibe. Hans Huber, Bern

Bernau A (1988) Rückenschule. DGOT Mitteilungsblatt 4: 53. Demeter Verlag, Gräfelfing

Berquet KH (1988) Sitzen und Haltungsschäden. Auswahl und Anpassung der Schulmöbel. Thieme, Stuttgart

Binkowski H, Huber G (1990) Die Wirbelsäule, ausgewählte sportpädagogische Aspekte. Kleine Schriftenreihe des DVGS B. 2. Echo, Köln

Böhle E, Rössler A (1989) Gesund im Kreuz – Die Rückenschule. Deutscher Verband der Physiotherapie und Zentralverband der Krankengymnasten (ZVK) e.V., Köln

Boner R et al. (1986) Gesunde Körperhaltung im Alltag nach A. Brügger. Dr. A. Brügger: Zürich

Brügger A (1980) Die Erkrankungen des Bewegungsapparates und seines Nervensystems. Fischer, Stuttgart New York

Deutscher Verband für Physiotherapie – Zentralverband der Krankengymnasten ZVK e.V. (1991) *Gesund im Kreuz. Die Rückenschule.* Broschüre für Patienten, Diaserie gleichen Inhalts (abgestimmt auf das Münchner Manual zur Orthopädischen Rückenschule von Kaisser und Höfling, Springer-Verlag). Broschüre und Diaserie zu beziehen bei: ZVK, Postfach 210 280 50528 Köln

Dreher-Edelmann G (1989) Wirbelsäulengymnastik. Zur Behandlung und Vorbeugung von Wirbelsäulenleiden. Fischer, Stuttgart

Fleiß O (1988) *Unsere Wirbelsäule.* Funktionsprogramm zum Schutze der WS. Ehrenwirth, Wien

Gustavsen R (1984) Trainingstherapie. Kiemer, Stuttgart

Hall H (1988) The Canadian Back Education Units. Physiotherapy 66: 115–117

Höfling S (1989) *Spart der Einsatz der Psychologie Kosten im Gesundheitswesen?* Natur- und GanzheitsMedizin 2: 331–334

Höfling S (1992) Allgemeine Regeln des Lernens – Aufgezeigt am Beispiel der Rückenschule. In: Fischer WD, Beh D (Hrsg) Bewegungstherapie in der

Klinik, Vorbereitung auf Zuhause – Gemeinsames Handeln von Arzt, Krankengymnast, Sporttherapeut. Schwart Pharma, Monheim

Höfling S, Kaisser P (1989) Interdisziplinäre Auswirkung psychologischen Wissens in der Rückenschule. Vortrag, Schauflinger RS-Seminar

Höfling S, Kaisser P (Hrsg) (1992) *Orthopädische Rückenschule Interdisziplinär.* Springer, Berlin Heidelberg New York Tokyo

Höfling S, Reinhardt B (1994) Junger Rücken – krummer Rücken? Rückhalt 2, PMSI Holdings

Höfling S, Kaisser P, Stadler M (1991) Orthopädische Rückenschule. Stabile Haltungsänderung durch den Einsatz psychologischer Strategien. Natur- und GanzheitsMedizin 4: 88–93

Kaisser P, Höfling S (1989) Orthopädische Rückenschule – Interdisziplinär. Warum? Wozu? 15. Kongreß für Angewandte Psychologie. Abstractband. Deutscher Psychologen Verlag, München

Kaisser P, Höfling S (1990) *Münchner Manual zur Orthopädischen Rückenschule.* Springer, Berlin Heidelberg New York Tokyo

Kempf H-D (1990) Die Rückenschule. Das ganzheitliche Programm für einen gesunden Rücken. Rowohlt, Reinbeck

Kempf H-D, Fischer J (1993) Rückenschule für Kinder. Haltungsschwächen korrigieren, Haltungsschwächen vorbeugen. Rowohlt, Reinbeck

Krämer J (1986) Bandscheibenschäden, Vorbeugen durch Rückenschule (4. Aufl.). Heyne, München

Krämer J (1987) Bandscheibenbedingte Erkrankungen (2. Aufl.) Thieme, Stuttgart

Krämer J (1989) Die Rückenschule. Med Orth Tech 109: 94–96. Gentner, Stuttgart

Krause W (1994) Rückenschule-Almanach. Othegraven, Eltville

Kretschmer H (1989) Bandscheibenleiden. Diagnose und Therapie. Springer, Berlin Heidelberg New York Tokyo

Laser T (1988) Lumbale Bandscheibenleiden – Diagnostik und konservative Behandlung. Zuckschwerdt, München Bern Wien San Francisco

Laser T (1989) Die Rückenschule – Modetrend oder therapeutische Herausforderung. 75 Jahre Klinik Balgrist. Thieme, Stuttgart New York

Laser T (1994, [1]1988) Bandscheibenleiden. Ein Leitfaden für alle mit Kreuzschmerzen. Zuckschwerdt, München Bern Wien San Francisco

Nachemson A (1964) In vivo measurements of intradiscal pressure. J.B.J.S., 46 A; 1077

Nentwig C, Krämer J, Ullrich CH (1993, [1]1990) Die Rückenschule. Enke, Stuttgart

Oldenkott P (1988) Bandscheibenschäden (2. Aufl.) Thieme/Hippokrates/Enke, Stuttgart

Reichel HS (1989) Hilfe bei Rückenschmerzen. Sportinform, Oberhaching

Reinhardt A (1989a) Funktionelle Gymnastik. Konzeption und Durchführung von Rückenschulkursen. In: Rieder H (Hrsg) Möglichkeiten der Gesundheitserziehung im Sportverein. Landesarbeitsgemeinschaft für Gesundheitserziehung Baden Württemberg

Reinhardt A (1989b) *Bekämpfung des Rückenschmerzes – eine interdisziplinäre Aufgabe.* Die Säule 1/2: 16–17

Reinhardt A (1989c) *Rückenkurse – Konzeption und Durchführung.* In: Möglichkeiten der Gesundheitserziehung im Sportverein. Schriftenreihe der LAG für Gesundheitserziehung Baden-Württemberg 7: 103–110

Reinhardt A (1990a) *Ein ganzheitliches Rückenkurskonzept zur Vorbeugung von Rückenschmerzen.* Sporttherapie in Theorie und Praxis 6/1: 7–9

Reinhardt A (1990b) *Ein Rückenschulkonzept wird vorgestellt.* orthopädische Praxis 26/4: 230–235

Reinhardt A (1991a) *Regeneration für Rücken und Gelenke in der Freizeit.* In: DeToia M, Steinau M (Hrsg) Sitzen wir uns kaputt? Dehag, Frecken, S. 77–82

Reinhardt A (1991b) *Sport für Arbeitnehmer am Beispiel einer Rückenschule am Arbeitsplatz.* In: Gesundheit und Arbeit. Schriftenreihe der LAG für Gesundheitserziehung Baden-Württemberg 7: 82–87

Reinhardt A (1991c) *Theorie und Praxis einer Rückenschule für Osteoporose-Patienten.* In: Werle J (Hrsg) Bewegungsbehandlung Osteoporose. Kursbegleitheft S. 68–71

Reinhardt A (1992) *Ergebnisse einer 5jährigen Studie über ein ganzheitliches Rückenkurskonzept zur Vorbeugung von Rückenbeschwerden.* Zentralblatt für Arbeitsmedizin, Arbeitsschutz, Prophylaxe und Ergonomie.

Reinhardt B (1983) Die stündliche Bewegungspause. Hippokrates, Stuttgart

Reinhardt B (1986) *Sitzen macht krank – die stündliche Bewegungspause schützt.* In: Medizin-Gesundheit-Politik. Hartmann-Bund-Jahrbuch für Medizinentwicklung und Gesundheitspolitik. Deutscher Ärzteverlag, Köln

Reinhardt B (1987) *Die aktive Bewegungspause am Computerarbeitsplatz.* Praktische Orthopädie B. 18. Stark, Bruchsal

Reinhardt B (1988) Die Rückenschule – Modetrend oder therapeutische Herausforderung? Extracta Orthopädica, 11/4. Akron, Berlin New York

Reinhardt B (1989) Gesunder Rücken, besser leben (Rückenschule). Perimed, Erlangen

Reinhardt B (1990a) *Die Beckenbalance – Grundvoraussetzung der Rückenschule.* In: Nentwig CG, Krämer J, Ullrich CH (Hrsg) Die Rückenschule. Enke, Stuttgart

Reinhardt B (1990b) *Präventivmaßnahmen von Wirbelsäulenerkrankungen im Kindesalter.* In: Binkowski HG, Huber G (Hrsg) Die Wirbelsäule, ausgewählte sporttherapeutische Aspekte. Kleine Schriftenreihe des Deutschen Verbandes für Gesundheitssport und Sporttherapie B 2. Echo, Köln

Reinhardt B (Hrsg) (1991) *Die große Rückenschule.* Perimed, Erlangen

Sachs-Amid F (1994) Kinder in der Balance? Asgard, Sankt Augustin

Schobert H (1989) Orthopädie des Sitzens. Springer, Berlin Heidelberg New York Tokyo

Straub R (1990) *Bandscheibenerkrankungen.* Roderer, Regensburg
Schulz B (1988) Rückenschulquiz der Fachklinik Enzensberg KVG Klinik-Verwaltungsgesellschaft mbH und Co Betriebs KG (3. Aufl.)
Ullrich CH (1989) Die Rückenschule – Informationen und Tips für wirbelsäulengerechtes Verhalten im Alltag. Med. Wiss. Service Programm, Fa. Trommsdorf
White A (1983) Back school and other conservative approaches to low back pain. Mosby, St Louis
Wilke A (1988) Die Rückenschule. Therapie Woche 38: 3803
Zachrisson-Forsell M (1980) The Swedish Back School. Physiotherapy

Kostenlos zu beziehen über die Landesarbeitsgemeinschaft für Gesundheitserziehung Baden-Württemberg sind:

1. Möglichkeiten der Gesundheitserziehung im Sportverein, Band 7.
2. Fit und gesund im Sportverein. Praxishandbuch für Übungsleiter. Schriftenreihe Gesundheitsinitiative 1991.
3. Gesundheit und Arbeit: 5. Landestagung 190. Referate und Arbeitsgruppenergebnisse.

Sachverzeichnis